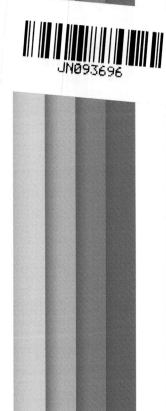

歯科衛生学シリーズ

歯・口腔の健康と予防に関わる
人間と社会の仕組み 3

保健情報
統計学

一般社団法人
全国歯科衛生士教育協議会　監修

医歯薬出版株式会社

JN093696

●執　筆（執筆順，＊執筆者代表）

佐々木好幸　　東京医科歯科大学大学院准教授

杉原　直樹　　東京歯科大学教授

眞木　吉信＊　東京歯科大学名誉教授

三宅　達郎　　大阪歯科大学教授

青山　　旬　　明海大学保健医療学部口腔保健学科非常勤講師

畠中　能子　　関西女子短期大学歯科衛生学科教授

白鳥たかみ　　元東京歯科大学短期大学講師

井上　裕光　　千葉県立保健医療大学栄養学科教授

●編　集

眞木　吉信　　東京歯科大学名誉教授

白鳥たかみ　　元東京歯科大学短期大学講師

畠中　能子　　関西女子短期大学歯科衛生学科教授

This book is originally published in Japanese
under the title of :

SHIKAEISEIGAKU-SHIRĪZU
HA-KOUKU NO KENKOU TO YOBOU NI KAKAWARU NINGEN TO SYAKAI NO
SHIKUMI 3
－HOKEN JYOUHOU TOUKEIGAKU
(The Science of Dental Hygiene：A Series of Textbooks‐Health Informatics and Statistics)

Edited by The Japan Association for Dental
Hygienist Education

© 2023　1st ed.

ISHIYAKU PUBLISHERS, INC.
　7–10, Honkomagome 1 chome, Bunkyo-ku,
　Tokyo 113–8612, Japan

『歯科衛生学シリーズ』の誕生

　全国歯科衛生士教育協議会が監修を行ってきた歯科衛生士養成のための教科書のタイトルを，従来の『最新歯科衛生士教本』から『歯科衛生学シリーズ』に変更させていただくことになりました．2022年度は新たに改訂された教科書2点を，2023年度からはすべての教科書のタイトルを『歯科衛生学シリーズ』とさせていただきます．

　全衛協が監修及び編集を行ってきた教科書としては，『歯科衛生士教本』，『新歯科衛生士教本』，『最新歯科衛生士教本』があり，その時代にあわせて改訂・発刊をしてきました．しかし，これまでの『歯科衛生士教本』には「歯科衛生士」という職種名がついていたため，医療他職種からは職業としての「業務マニュアル」を彷彿させると，たびたび指摘されてきました．さらに，一部の歯科医師からは歯科衛生士の教育に学問は必要ないという誤解を生む素地にもなっていたようです．『歯科衛生学シリーズ』というタイトルには，このような指摘・誤解に応えるとともに学問としての【歯科衛生学】を示す目的もあるのです．

　『歯科衛生学シリーズ』誕生の背景には，全国歯科衛生士教育協議会の2021年5月の総会で承認された「歯科衛生学の体系化」という歯科衛生士の教育および業務に関する大きな改革案の公開があります．この報告では，「口腔の健康を通して全身の健康の維持・増進をはかり，生活の質の向上に資するためのもの」を「歯科衛生」と定義し，この「歯科衛生」を理論と実践の両面から探求する学問が【歯科衛生学】であるとしました．【歯科衛生学】は基礎歯科衛生学・臨床歯科衛生学・社会歯科衛生学の3つの分野から構成されるとしています．また，令和4年には歯科衛生士国家試験出題基準も改定されたことから，各分野の新しい『歯科衛生学シリーズ』の教科書の編集を順次進めております．

　教育年限が3年以上に引き上げられて，短期大学や4年制大学も2桁の数に増加し，「日本歯科衛生教育学会」など【歯科衛生学】の教育に関連する学会も設立され，【歯科衛生学】の体系化も提案された今，自分自身の知識や経験が整理され，視野の広がりは臨床上の疑問を解くための指針ともなり，自分が実践してきた歯科保健・医療・福祉の正当性を検証することも可能となります．日常の身近な問題を見つけ，科学的思考によって自ら問題を解決する能力を養い，歯科衛生業務を展開していくことが令和の時代に求められています．

2023年1月

一般社団法人　全国歯科衛生士教育協議会理事長
眞木吉信

最新歯科衛生士教本の監修にあたって

　歯科衛生士教育は，昭和24（1949）年に始まって以来，60年を迎えることになりました．この間，平均寿命と人口構成，疾病構造などの変化，さらには歯科医学・医療技術の発展等を背景に，歯科医療・保健に対する社会的ニーズが高まり，歯科衛生士教育にも質的・量的な充実が要求され，度重なる法制上の整備や改正が行われてきました．平成17（2005）年4月には，今日の少子高齢化の進展，医療の高度化・多様化など教育を取り巻く環境の変化に伴い，さらなる歯科衛生士の資質向上をはかることを目的にして，歯科衛生士養成所指定規則の改正が行われ，平成22（2010）年にすべての養成機関で修業年限が3年制以上となりました．

　21世紀を担っていく歯科衛生士には，さまざまな課題が課せられております．今日では，健康志向の高まりや食育の重要性が叫ばれるなか，生活習慣病としての歯周病，全身疾患，摂食・嚥下障害を有した患者や介護を要する高齢者の増加に対し，これまで以上に予防や食べる機能を重視し，口腔と全身の関係を考慮しながら対応していくこと，あるいは他職種との連携が求められています．また，歯周治療の進展や，インプラントなどの技術が広く普及するに伴って患者のニーズが多様化しつつあり，それらの技術に関わるメインテナンス等の新たな知識の習得も必須です．歯科衛生士には，このような，患者のさまざまなニーズに則したよりよい支援ができる視点と能力がますます必要になってきており，そのためには業務の基盤となる知識と技術の習得が基本となります．

　全国歯科衛生士教育協議会では，こうした社会的要請に対応すべくこれまで活動の一環として，昭和47（1972）年本協議会最初の編集となる「歯科衛生士教本」，昭和57（1982）年修業年限が2年制化された時期の「改訂歯科衛生士教本」，平成3（1991）年歯科衛生士試験の統一化に対応した「新歯科衛生士教本」を編集しました．そして今回，厚生労働省「歯科衛生士の資質向上に関する検討会」で提示された内容および上記指定規則改正を踏まえ，本協議会監修の全面改訂版「最新歯科衛生士教本」を発刊するに至りました．

　本シリーズは，歯科衛生士教育の実践に永年携わってこられ，また歯科医療における歯科衛生士の役割等に対し造詣の深い，全国の歯科大学，歯学部，医学部，歯科衛生士養成機関，その他関係機関の第一線で活躍されている先生方に執筆していただき，同時に内容・記述についての吟味を経て，歯科衛生士を目指す学生に理解しやすいような配慮がなされています．本協議会としては，今後の歯科衛生士教育の伸展に向けて本シリーズが教育の現場で十分に活用され，引いては国民の健康およびわが国の歯科医療・保健の向上に大いに寄与することを期待しております．

　最後に本シリーズの監修にあたり，多くのご助言とご支援・ご協力をいただいた先生方，ならびに全国の歯科衛生士養成機関の関係者に心より厚く御礼申し上げます．

2011年3月

全国歯科衛生士教育協議会会長
松井恭平

発刊の辞

　今日，歯科衛生士は，高齢社会に伴う医療問題の変化と歯科衛生士の働く領域の拡大などの流れのなか，大きな転換期に立たされています．基礎となる教育に求められる内容も変化してきており，社会のニーズに対応できる教育を行う必要性から2005（平成17）年4月に歯科衛生士学校養成所指定規則が改正され，歯科衛生士の修業年限は2年以上から3年以上に引き上げられ，2010年4月からは全校が3年以上となりました．

　また，「日本歯科衛生学会」が2006年11月に設立され，歯科衛生士にも学術研究や医療・保健の現場における活躍の成果を発表する場と機会が，飛躍的に拡大しました．さらに，今後ますます変化していく歯科衛生士を取り巻く環境に十分対応しうる歯科衛生士自身のスキルアップが求められています．

　「最新歯科衛生士教本」は上記を鑑み，前シリーズである「新歯科衛生士教本」の内容を見直し，現在の歯科衛生士に必要な最新の内容を盛り込むため，2003年に編集委員会が組織されて検討を進めてまいりましたが，発足以来，社会の変化を背景に，多くの読者からの要望が編集委員会に寄せられるようになりました．そこで，この編集委員会の発展継承をはかり，各分野で歯科衛生士教育に関わる委員を迎えて2008年から編集委員の構成を新たにし，改めて編集方針や既刊の教本も含めた内容の再点検を行うことで，発行体制を強化しました．

　本シリーズでは「考える歯科衛生士」を育てる一助となるよう，読みやすく理解しやすい教本とすることを心がけました．また，到達目標を明示し，用語解説や歯科衛生士にとって重要な内容を別項として記載するなど，新しい体裁を採用しています．

　なお，重要と思われる事項については，他分野の教本と重複して記載してありますが，科目間での整合性をはかるよう努めています．

　この「最新歯科衛生士教本」が教育で有効に活用され，歯科衛生士を目指す学生の知識修得，および日頃の臨床・臨地実習のお役に立つことを願ってやみません．

2011年3月

最新歯科衛生士教本編集委員会

松井恭平*　　合場千佳子　　遠藤圭子　　栗原英見　　高阪利美
白鳥たかみ　　高見佳代子　　田村清美　　畠中能子　　藤原愛子
前田健康　　　眞木吉信　　　松田裕子　　山田小枝子

（*編集委員長，五十音順）

執筆の序

　「保健情報統計学」という新たな教科書がようやく日の目をみることになった．この教科書は，当初，歯科衛生士教本シリーズ「歯科衛生統計」という標題で1986年に出版された本の改訂のつもりだったが，ここ20年間の歯科保健医療を取り巻く社会環境の変化は大きく，単なる保健衛生に関する統計学だけではなく，現代の社会的なニーズにあった保健情報の考え方とその収集法なども含めた，歯科衛生士養成のための教本ということにした．

　また，そうすることによって苦手意識の強い数式をメインにした「統計学」のイメージを払拭し，歯科衛生活動に必要な保健医療情報の収集と取捨選択から，収集したデータの処理と解析まで，目的に応じたステップを踏んだ科学的なアプローチが習得できると考えている．科学的な根拠に基づいた医療保健が求められている現在，歯科衛生活動を展開するためには必須のアイテムとなることは間違いないと思う．

　前述したように，「統計学」に限っていえば，数式や数字の羅列に苦手意識をもつ学生は多いと思うが，最近では，コンピュータによる集計と解析がほとんどであるため，選択した統計ソフトに集めたデータを入力すれば，求めたい数値や分析結果はすぐ出てくる．しかしながら，この教本で学んでほしいのは，なぜこの統計手法を使うのか，どうしてこのような検定結果が得られたのかであり，その答えに至る過程を理論的に理解しておくことも，科学的な思考能力を養ううえではとても重要なことではないだろうか．もちろんこの教科書では，統計理論だけではなく，具体的な例題による演習形式も採用して，実際に歯科臨床や保健情報のデータから，統計学的な解析を行う方法を身につけることも心がけた．

　さらに，昨今は個人情報の保護に関する規定が厳しいので，このような情報の取り扱いに関する項目も「情報の保護と倫理」として章を設けた．

　高度な情報化社会において，さまざまな保健情報を取捨選択してうまく活用し，科学的な思考で歯科衛生活動が展開できる歯科衛生士になるべく，本書を活用していただきたい．

　この分野は，まだまだ発展途上であるため，本書の内容や記述に至らない点が多々あると思う．ご意見を頂いて次の改訂の際に生かしたいと考えている．

2011年3月

執筆者代表　眞木吉信

歯・口腔の健康と予防に関わる人間と社会の仕組み3
保健情報統計学

CONTENTS

1章　保健情報と保健統計

❶－保健情報とは …………………………… 1

1．データと情報 …………………………… 1

　1）データ …………………………………… 1

　2）情　報 …………………………………… 2

　3）情報のもつメッセージ ………………… 2

　4）ある情報例 ……………………………… 2

2．保健情報 ………………………………… 2

❷－保健統計とは …………………………… 3

1．統計へのスタンス ……………………… 3

　1）学問としての統計学…………………… 3

　2）道具としての統計手法 ……………… 3

　3）情報そのものとしての統計 ………… 4

　4）統計資料の真実性 …………………… 4

2．保健統計学の目標 ……………………… 4

　1）4つの目標……………………………… 4

　2）実例（高木兼寛の研究）…………… 5

❸－保健情報の種類 ………………………… 6

1．基礎と臨床の考え方の根本的な違い 6

　1）病態生理学的な考え方と
　　臨床科学的な考え方……………… 6

　2）確率的事象 …………………………… 7

　3）90％の人に効く薬,
　　あなたは使いますか？ …………… 7

2．EBMとは ……………………………… 7

　1）EBMとエビデンスは異なる …… 8

　2）EBMはエビデンスに従う
　　医療ではない ……………………… 8

　3）エビデンスは臨床的な事実だけ… 9

　4）EBMではないもの …………… 10

3．EBMの手順 ………………………… 11

　1）問題の定式化 ……………………… 11

　2）情報の収集 ………………………… 12

　3）情報の批判的吟味 ……………… 12

　4）情報の適用 ………………………… 12

　5）自己評価 …………………………… 12

❹－国家統計調査 ………………………… 13

1．統計法と統計報告調整法 ………… 13

2．口腔保健に関係のある主な国家統計 13

　1）国勢調査 …………………………… 13

　2）人口動態統計……………………… 13

　3）患者調査 …………………………… 13

　4）医療施設調査……………………… 14

　5）医師・歯科医師・薬剤師統計 … 14

　6）病院報告 …………………………… 14

　7）受療行動調査……………………… 14

　8）衛生行政報告例 ………………… 14

　9）社会医療診療行為別調査………… 15

　10）介護サービス施設・事業所調査 15

　11）21世紀出生児縦断調査 ……… 15

　12）21世紀成年者縦断調査 ……… 15

　13）国民生活基礎調査 ……………… 16

　14）薬事工業生産動態統計調査 …… 16

　15）国民健康・栄養調査 …………… 16

　16）食中毒統計 ……………………… 16

　17）歯科疾患実態調査 ……………… 17

3．学校保健統計調査………………… 17

2章　保健情報と疫学

❶－疫学総論
　　－保健情報から疫学分析へ－ ……… 18
1．疫学とは何か ……………………… 18
　　1) 疫学の定義 ……………………… 18
　　2) 疫学の目的 ……………………… 19
　　3) 疫学の実績 ……………………… 19
❷－健康障害の発生要因 ……………… 20
1．疫学における曝露 ………………… 20
2．疫学における病因論（宿主 - 環境関係）
　　…………………………………………… 20
3．多要因原因説 ……………………… 20
4．疾病の原因と結果との関係
　　（因果関係判定の基準） ………… 20
　Coffee Break オッズ比，相対危険，
　　　　　　　　寄与危険 ……………… 21
❸－疫学の方法論 …………………… 22
1．調査方法の分類 …………………… 22
　　1) 断面調査と縦断調査 …………… 22
　　2) 前向き研究と後向き研究 ……… 22
2．有病と罹患 ………………………… 23
3．疫学の研究方法の分類 …………… 24
4．観察研究 …………………………… 24
　　1) 記述疫学（記述的研究） ……… 24
　　2) 分析疫学（分析研究） ………… 25
5．介入研究 …………………………… 29
　　1) 野外試験（野外研究） ………… 30
　　2) 地域試験（地域研究） ………… 30
　　3) 臨床試験 ……………………… 31
❹－スクリーニング（疾病と検査との関係）
　　…………………………………………… 33

3章　歯科疾患の指数

❶－数量化と指数 …………………… 36
1．数量化 ……………………………… 36
2．指標と指数 ………………………… 36
❷－う蝕の指数 ……………………… 37

1．う蝕の特徴 ………………………… 37
2．う蝕の診断（検出）基準 ………… 37
　　1) う蝕の診断 …………………… 37
　　2) 根面う蝕の診断 ……………… 38
3．WHO の診断基準 ………………… 38
4．う蝕の表現方法 …………………… 39
　　1) DMF ………………………… 39
　　2) def と dmf ………………… 40
　　3) 学校保健安全法に基づく
　　　歯科健康診断 ………………… 41
　　4) ICDAS 基準（ICDAS Ⅱ） … 41
　　5) RID Index …………………… 42
　　6) Tooth mortality rate ……… 44
　　7) Tooth fatality rate
　　　by dental caries …………… 44
❸－歯周疾患の指数 ………………… 44
1．歯周疾患の評価の条件 …………… 45
2．全部診査法と部分診査法 ………… 45
3．PMA Index ……………………… 45
　　1) 特　色 ………………………… 46
　　2) 診査部位と基準 ……………… 46
　　3) 指数計算 ……………………… 46
4．Löe and Silness の Gingival Index（GI）
　　…………………………………………… 46
　　1) 特　色 ………………………… 46
　　2) 診査部位と基準 ……………… 47
　　3) 指数計算 ……………………… 47
5．Russell の Periodontal Index（PI）… 47
　　1) 特　色 ………………………… 47
　　2) 診査部位と基準 ……………… 48
　　3) 指数計算 ……………………… 48
6．Ramfjord の Periodontal Disease Index
　　（PDI） …………………………… 48
　　1) 特　色 ………………………… 48
　　2) 診査部位と基準 ……………… 49
　　3) 指数計算 ……………………… 49
7．Gingival Bone Count（GB Count） … 49

1）特　色 ························· 49

2）診査部位と基準 ················ 50

3）指数計算 ···················· 50

8．O'Leary の Gingival-Periodontal Index

（GPI）························· 51

1）特　色 ······················ 51

2）診査部位と基準 ··············· 51

3）指数計算 ···················· 51

9．CPI（Community Periodontal Index）

····························· 52

1）特　色 ······················ 52

2）診査方法 ···················· 52

3）歯肉出血と歯周ポケットの

スコアの評価基準 ·············· 53

❹－口腔清掃状態の指数 ············· 54

1．Oral Hygiene Index，Oral Hygiene

Index-Simplified（OHI，OHI-S）····· 54

1）特　色 ······················ 54

2）診査部位 ···················· 54

3）診査基準 ···················· 55

4）評価方法 ···················· 55

2．Quigley and Hein の Plaque Index ··· 57

1）特　色 ······················ 57

2）診査部位と基準 ··············· 57

3）指数計算 ···················· 57

3．Silness and Löe の Plaque Index···· 57

1）特　色 ······················ 57

2）診査部位と基準 ··············· 58

3）指数計算 ···················· 58

4．Patient Hygiene Performance

（PHP）······················· 58

1）特　色 ······················ 58

2）診査部位と方法 ··············· 59

3）指数計算 ···················· 59

5．O'Leary の

Plaque Control Record（PCR）····· 59

1）特　色 ······················ 59

2）診査部位と方法 ················ 60

3）指数計算 ···················· 60

❺－不正咬合と歯列不正の指数 ········· 60

1．顎顔面の異常（咬合異常） ·········· 60

2．Angle の不正咬合の分類法 ········· 63

❻－歯のフッ素症指数················ 64

1．Dean の歯のフッ素症の分類 ········· 64

2．地域フッ素症指数················· 65

3．その他のエナメル斑の分類 ········· 65

❼－その他の歯科保健指標 ············ 65

1．歯の実質欠損の指数 ·············· 66

2．口腔の健康度を表す指数 ·········· 66

3．歯の支持様式の指数 ·············· 66

4．咀嚼能力または能率を表現する指標 67

1）篩分法による咀嚼能力の測定

（石原らの方法）··············· 67

2）チューインガムによる咀嚼能力の

測定 ······················· 67

3）食片の表面積の増加状況による

測定 ······················· 67

4）筋電図より測定 ··············· 67

5）プレスケール®による測定 ········ 68

6）質問票や問診により

咀嚼能力を推定する方法 ········· 68

5．摂食・嚥下障害のスクリーニング

テスト ························· 68

1）反復唾液嚥下テスト·············· 68

2）水飲みテスト（窪田の方法）······· 68

3）改訂水飲みテスト ·············· 69

4）フードテスト ················· 70

5）交互運動能力検査,

オーラルディアドコキネシス ······ 70

4章　保健情報の分析手順

❶－保健情報の収集

（インターネットによる情報収集）··· 73

1．e-Stat（政府統計の総合窓口）········ 73

1）厚生労働省による統計 …………… 74
2）文部科学省による統計 ………… 74
3）総務省による統計 ……………… 75
2．8020 データバンク ……………… 75
1）地域歯科保健データバンク
（都道府県別あるいは市町村別）… 75
2）健康日本 21・歯の健康データバンク
……………… 76
3）国際口腔保健データバンク … 76
3．PubMed ………………………… 76
4．医中誌 Web ……………………… 76
❷－調　査 …………………………… 77
1．調査にあたって ………………… 77
1）目的の明確化 ………… 77
2）資料および文献の検索 ……… 77
3）調査計画の立案 ……………… 77
2．質問紙作成法 …………………… 78
1）質問紙作成の手順 …………… 78
2）各ステップの注意点 ………… 79
❸－母集団と標本抽出 ……………… 84
1．母集団と標本 …………………… 84
2．標本抽出法 ……………………… 85
1）有意抽出法 …………… 85
2）無作為抽出法 ………………… 85
3．復元抽出と非復元抽出 ………… 88

5章　保健統計の方法
❶－データの特性 …………………… 89
1．データの尺度 …………………… 89
1）名義尺度
（類別変数，カテゴリー変数）…… 89
2）順序尺度（順序変数）………… 89
3）間隔尺度 ……………………… 90
4）比率尺度 ……………………… 90
2．分布について …………………… 90
❷－記述統計―代表値，散布度，相関―
……………………………… 91

1．代表値と散布度 ………………… 91
1）名義尺度の場合 ……………… 91
2）順序尺度の場合 ……………… 91
3）間隔・比率尺度の場合 ……… 92
2．相　関 …………………………… 93
❸－推定と信頼区間 ………………… 94
1．点推定と区間推定 ……………… 95
2．比率尺度の信頼区間 …………… 95
❹－検　定 …………………………… 96
1．検定と帰無仮説 ………………… 96
2．第 1 種の誤りと第 2 種の誤り ……… 96
3．検定法の選択 …………………… 96
4．検定の実際 ……………………… 97
1）1 標本の場合 ………………… 97
2）2 標本の場合（2 群を比べる）… 97
3）3 組以上の群間の比較
（k 標本の場合）……………… 107
5．相関係数の検定 ………………… 107
❺－保健情報の多変量解析 ……… 109
1．交絡因子のある場合 ………… 109
2．層化を行う場合 ……………… 110
3．多変量解析の例 ……………… 110
1）重回帰分析 …………………… 110
2）多重ロジスティック回帰分析 … 112
❻－その他 ………………………… 112
1．推定と検定の使い分け ……… 112
2．因果関係について …………… 113

6章　保健情報の分析演習
❶－解析と検定の演習 …………… 114
1．検定を行う前に ……………… 114
1）データの種類とデータの分布 … 114
2）検定の流れ …………………… 115
2．t 検定と χ^2 検定 …………… 116
1）t 検定 ………………… 116
2）χ^2 検定（カイ二乗検定）……… 121

❷−プレゼンテーション：データの表現
　　　………………………………… 123
1．図表の種類と特徴………………… 124
　　1）棒グラフ …………………… 124
　　2）ヒストグラム ……………… 124
　　3）折れ線グラフ ……………… 124
　　4）円グラフ（パイグラフ）… 124
　　5）帯グラフ …………………… 125
　　6）散布図……………………… 125
　　7）レーダーチャート ………… 125
　　8）地図図表 …………………… 125
　　9）絵グラフ …………………… 125
2．図表のつくり方…………………… 125
　　1）図表作成の基本事項………… 126
　　2）棒グラフ …………………… 127
　　3）ヒストグラム ……………… 128
　　4）折れ線グラフ ……………… 128
　　5）円グラフ（パイグラフ）… 130
　　6）帯グラフ …………………… 132
　　7）散布図……………………… 133
　　8）レーダーチャート ………… 133
　　9）地図図表 …………………… 135
　　10）絵グラフ（単位グラフ）……… 136

7章　情報の保護と倫理
❶−情報社会の特性と問題点 ………… 137
1．情報の特性 ………………………… 137
　Coffee Break　情報の形式と内容とを
　　　　　　　　区別する考え方 ……… 139
　Coffee Break　情報リテラシー ……… 139
2．情報社会の特性 …………………… 139
3．情報社会の問題点………………… 140
　Coffee Break　法律が追いつかない
　　　　　　　　デジタル万引き ……… 142
　Coffee Break　デジタル著作権の整備は
　　　　　　　　これから………………… 142
❷−情報の開示 ………………………… 142

1．情報開示請求 ……………………… 143
2．個人情報取扱事業者 ……………… 143
❸−個人情報の保護 …………………… 144
　Coffee Break　まだまだ続く違法業者 … 144
1．個人情報とは ……………………… 145
2．個人情報の適切な取り扱いとは … 145
　Coffee Break　医療機関での
　　　　　　　　個人情報の取り扱い … 145
3．個人情報保護条例とは …………… 146
　Coffee Break　個人情報とプライバシー… 146
　Coffee Break　自分のもっている情報はほかの
　　　　　　　　人にもあげられる？ … 147
❹−インターネットと情報倫理
　　　（情報モラル）………………… 147
1．情報倫理（情報モラル）の問題点 148
2．情報モラルは何を学ぶことなのか 148
3．自分の身を守るために …………… 149
　Coffee Break　モラルの限界？−道路交通法改
　　　　　　　　正と自転車− ………… 149
　Coffee Break　タダほど高いものはない… 150

付　CPI（WHO，1982）………… 151

執筆分担

1章
　　❶〜❹ー1.〜2.‥‥‥佐々木好幸
　　❹ー3. ‥‥‥‥‥‥‥ 眞木吉信

2章 ‥‥‥‥‥‥‥‥‥ 杉原直樹

3章 ‥‥‥‥‥‥‥‥‥ 眞木吉信

4章 ‥‥‥‥‥‥‥‥‥ 三宅達郎

5章 ‥‥‥‥‥‥‥‥‥ 青山　旬

6章
　　❶ー ‥‥‥‥‥‥‥‥ 畠中能子
　　❷ー ‥‥‥‥‥‥‥‥ 白鳥たかみ

7章 ‥‥‥‥‥‥‥‥‥ 井上裕光

付ー ‥‥‥‥‥‥‥‥ 眞木吉信

1章 保健情報と保健統計

❶データと情報の違いを説明できる.

❷情報の性質を理解できる.

❸ EBM（evidence-based medicine）を理解できる.

❹国家保健統計を説明できる.

到達目標

1 ―保健情報とは

1. データと情報

1）データ

　この世に存在する森羅万象から，人間が自らの関心によって対象物を観察したり計測したりし，それを記録することによって得られる記録物のうち，メッセージ（収集した者による意味づけ）をもたないものを「データ（data/datum）」という．こうして得られるデータは数値であるとは限らず，画像，音声，映像など，いろいろな形態で収集できる．このようなメッセージをもたない記録物を元にして，適切な加工を行うことで，次に述べる「情報（information）」が作成される．そしてその際に「統計（statistics）」が必要になることが多い.

　この記録物を得るという作業によって，観察者は観察対象に対して必ず影響を与える．観察者は可能な限り，対象物のあるがままの状態を捉えることが望ましいので，観察対象に与える影響を最小限にするような工夫が求められる．たとえば，高温の液体の温度を測定することを考える．液体の量が少なく，温度計の質量と比熱が大きい場合，温度が測定できるまでに温度計が温められる熱量の分だけ，液体の温度が下がってしまう．これを避けるためには，温度計の質量と比熱をできるだけ小さくし，測定対象の液体を大量にすればよい．それでも測定による対象物への影響をゼロにすることは不可能である.

2) 情　報

　データそのものはメッセージをもたないが，それを人間が加工することにより「情報（information）」となる．情報は「つくられるもの／発信されるもの」という意味をもち，情報のつくり手は何らかの目的をもって情報をつくり，発信している．つまり情報はメッセージをもっているといえる．

　現在の統計学では数値処理が中心なので，得られたデータをいったん数値化して処理したほうが信頼性の高い情報を得ることができる．しかし，そのことがデータが数値でなければならない理由にはならない．

　たとえば，聴診によって得られた呼吸音が録音された記録物（カセットテープなど）がデータとして存在することを考える．この音声について何も知らない者が聞くと，ただの風の音に聞こえるかもしれない．あるいは医学的な知識がある者が聞けば，喘息の呼吸音だと判断するかもしれない．この場合，呼吸音を頭の中で適切に処理して喘息の呼吸音の特徴と比較しているのである．

3) 情報のもつメッセージ

　情報のもつメッセージが，正しいのか誤っているのかを判断するのは容易ではない．したがって，ある情報に出会ったときには，「誰が，何のために，誰に対して発信している情報なのか」をよく考え，情報の中身を吟味し，その情報がどの程度信頼できるのかを適切に判断することが大切である．

4) ある情報例

　成人の顔面の毛穴には約200万匹の顔ダニ（ニキビダニ，コニキビダニ）が寄生している（ちなみに，これは感染ではない．寄生と感染は異なる）．この本を読んでいるほぼ全員の顔面に寄生している顔ダニを，何らかの手段で完全に駆除すべきであろうか，それともそのままでよいのであろうか．この疑問を解決するために，インターネットの検索エンジンなどで顔ダニについて調べると，「駆除が必要」，「毛根を食べる」，「夜中に肌に這い出してくる」などの情報が氾濫している．このようにして得られた情報の多くはウソの情報である．その理由は，これらのウソの情報の多くは，情報の発信者が受信者に対して物を売ることが目的（メッセージ）だからである．こういう情報には，売り手に不利になるメッセージは含まれないことが多い．

　どの情報の，どの部分が信頼できて，どこがウソなのかを正しく判断する能力がすべての医療従事者に求められているのである．

2. 保健情報

　前述のとおり，情報はデータを加工してメッセージをもたせたものである．このうち，保健・医療・福祉などの健康に関連した情報は，すべて保健情報とよばれる．つまり，カルテに記載された医療行為の記録，歯科衛生士業務記録に記載された歯

科保健指導の記録などの個人の情報は，保健情報の１つである．さらに，個人から得られたデータや情報を加工して得られた集団についての新たな情報も保健情報である．

❷—保健統計とは

1. 統計へのスタンス

1）学問としての統計学

　統計学とは統計手法を研究する学問である．古来より，社会の中での人口に関する統計，寿命に関する統計，経済に関する統計などが研究されてきた．そして，数学的な方法を用いて法則性を見出したり，将来を予測したりするために，多くの種類の統計手法が開発されてきた．

　数学の一分野である統計学のうち，ヒトの健康事象を扱う統計学を保健統計学という．同じ範疇の衛生統計学・生物統計学（biostatistics）は，ヒトだけでなくほかの生物も対象としているが，いずれにしても数学的な方法論である統計手法について研究する学問である．

2）道具としての統計手法

　上述の統計学を利用する立場で，経済学，商学，生物学，医学，薬学など多くの学問がある．その中でも疫学（epidemiology）は，疾患や健康事象の要因を探ることを目的に，統計学的な手法を利用することが前提になった学問である．

　疫学だけでなく，保健，医療，福祉，心理，教育など，人間を対象にする学問でも，科学性を担保するためには統計を利用することが必須である．そして，本書を利用している皆さんの統計学に対するスタンスは，道具としての保健統計学を利用するということで，数学的な統計手法の研究をすることではない．

　たとえば，美味しい刺身をつくることを考える．素材としての新鮮な魚に，よく切れる包丁，腕のよい料理人，この３つがそろって初めて美味しい刺身ができる．

　　素材としての新鮮な魚＝適切にデザインされた研究方法

　　　　　　　　　　　　　誤りの少ない質の高いデータ

　　よく切れる包丁＝道具としての統計手法

　　腕のよい料理人＝統計手法を適切に利用してデータを分析する人

　　　　　　　　　　統計的センスの高い人

　数学の一分野としての統計学は，新しい統計手法を開発したり，統計を適切に利用する方法を広めたりするのも目的の１つで，前述の例えでは，よく切れる包丁のつくり方の研究，包丁の手入れの仕方，正しい包丁の扱い方を広めることなどに相当する．

3）情報そのものとしての統計

　統計的手法によってつくられた情報そのものも「統計」といわれることがある．たとえば後述の「人口動態統計」や「食中毒統計」など政府の行った調査や集計の結果にも「統計」と称するものがある．

4）統計資料の真実性

　国が実施し，国民に正しく申告する義務を課している国勢調査（p. 13参照）においてでさえ，虚偽の申告があることが分かっている．年齢を若く書いたり，初婚・再婚などの配偶関係を偽ったりしているのである．なお，平成12年国勢調査より，調査票に「法律により申告義務が課せられていること」を周知するための記載がなされるようになった．

　統計資料を読み取る際には，どのような調査項目で虚偽の回答が発生しやすいかを考察し，虚偽の情報が含まれている可能性を考慮する必要がある．また，自分たちが調査を行う場合でも，虚偽の回答が発生しにくいような工夫をする必要がある．

　一方，統計資料や情報を読み取る際に，具体的な数値が掲げられていると誤った情報であっても信じこまれてしまうことが多くある．たとえば，対話において，言葉の意味として伝わる情報のみならず，非言語情報も大きな役割を果たしていることの例として「メラビアンの法則」が引用されることが多い．メラビアンの法則とは「対話において伝わる情報は，言葉の意味（言語情報）が7％，声の大きさや質（聴覚情報）が38％，表情（視覚情報）が55％である」というものである．しかし，メラビアン自身が実施した特定の条件での研究ではこのようなことは述べておらず，わが国ではこの数値だけが一人歩きしている．

　メラビアンの研究とは，3種類の言葉（dear, honey, thanks）を3通りの声の調子で録音したものと，3通りの表情の顔写真を用意し，これらの組合せの1つを対象者に提示して，対象者の反応をみたものである．言葉の意味と，声の調子と，顔の表情に矛盾があったときに，対象者はどの情報を優先して認識するのかという実験である．

2．保健統計学の目標

1）4つの目標

　保健統計学の目標として以下に掲げる4つがある．

（1）現状把握

　問題発見・問題解決のためには，まず対象の現状を数値で捉える必要がある．対象をあるがままに捉えるだけの統計手法を「記述統計学」という．ほかの対象から得られた数値や，異なる状況下での推測を行わないのであれば，「推計学」という複雑な統計手法を適用する必要はない．たとえば，「2005年10月1日午前0時の

時点でのわが国の人口は，127,767,994人である」という国勢調査で得られた数値は変えようがない．

　しかし，このような記述統計学の方法で得られた情報を利用するときに，ほかとの比較を行うことがある．たとえば，「2005年10月1日午前0時の時点でのわが国の人口は，5年前よりも増加しているのであろうか」，「シンガポールとわが国では，どちらの人口が多いのか」のようにである．このとき，調査や集計の方法が異なると比較に意味がなくなることがある．したがって，ある対象の現状を把握しようとするなら，過去に公表されている数値がどのような方法で得られたのかを知り，比較可能な数値が得られるようにする必要がある．

（2）原因追求

　原因を追求するという目的では，前述の疫学と似た意味をもつ．疫学は「統計学的手法を用いて疾病や健康事象の原因を明らかにする学問」であり，統計学の目標の原因追求とは「疾病や健康事象の原因を明らかにするために用いる統計学」ということである（疫学については2章参照のこと）．

（3）対策立案

　疫学的な方法を用いれば，病態生理学的な原因がわからなくても対策を講じることができる．対策を立てるときには，「何を判断の基準とするか」，「対策による便益はどのくらいか」，「対策に費用はどのくらいかかるか」，「どれだけ対象者に広まるか」，「効果の判定の方法」，「もっとよい方法はないか」など多くのことを検討しなければならない．具体的な例は公衆衛生学の成書を参照のこと．

（4）効果判定

　効果を判定するためには，推定や比較を行う統計手法を応用する必要がある．ただ単に，有効であった者の割合が多いだけでは，効果があったと結論づけることはできない（5章の推定，検定を参照のこと）．

2. 実例（高木兼寛の研究）

　1868年の明治維新により武士がいなくなり，開国後の国を護るために大日本帝国陸軍・海軍が創設され富国強兵政策が実施された．この頃の軍人募集のキャッチフレーズは「軍隊入って白米食べよう」（当時，米飯を常食できた者は一部の貴族のみであった）であり，小作人の次男，三男などが入隊していた．隊員の多くは，給料を実家に送金し，炭水化物ばかり食べて栄養失調や脚気に罹患していた．1877年頃には海軍総人員約1,500人に対して年間罹患者数は6,000人を超えていた．当時，脚気の原因として細菌説，青魚中毒説が定説であり，森林太郎（鴎外）が軍医総監をしていた陸軍では細菌感染説が唱えられていた．

　1882年12月27日に品川を出港した練習艦「龍驤」は，ウェリントン，バルパライソ，カヤオ，ホノルルを経て，1883年9月15日に品川に戻った．この272日の遠洋航海で，乗組員376人中169人が脚気に罹患し25人が死亡した．海軍軍

医大監であった高木兼寛は，タンパク質の不足と炭水化物の過剰がある場合に脚気の発症が多くなると考え，海軍食の改良と実験航海を天皇に上奏し許された．1884年に練習船「筑波」で「龍驤」と同じ航路を辿り，287日の航海を行った．このとき食事に大麦・大豆・牛肉などを増やした結果，脚気の罹患者は14人であった．また，罹患者はコンデンスミルクや肉類を食べなかった．

このような介入研究から，脚気は食事に起因する疾患であると考えられた．1883年までの海軍食では，食事中の窒素：炭素＝1：28であったが，1884年には窒素：炭素＝1：20にした．さらに給料の多くを実家に送金することによって起こる栄養の偏りを，食物を現物支給することで予防した．また，白米の代わりに麦飯やパンを取り入れた．

現在は脚気の原因が窒素と炭素のバランスではなく，ビタミンB_1の欠乏であることがわかっており，高木兼寛の推論は誤りであったが，現状把握，原因追求，対策立案，効果判定という疫学的な手順に従って，脚気を予防することに成功したのである．これは1910年に理化学研究所の鈴木梅太郎によって米糠からオリザニン（ビタミンB_1）が発見される約30年前の話である．

また，1959年に英国の南極地名委員会によって，南極大陸にTakaki岬（南緯66度33分，西経64度14分）が命名されたのは，彼が世界で初めて脚気を予防した功績を讃えてのことである．

❸ 保健情報の種類

1. 基礎と臨床の考え方の根本的な違い

1）病態生理学的な考え方と臨床科学的な考え方

臨床科学は確率と意思決定の科学である．物語的で決定論的な病態生理学での思考とは全く異なる．病態生理学的な考え方では，基礎研究などで明らかにされたいくつかの事象を物語のようにつなげて物事を説明することが多い．

たとえば，「重度の歯周病に罹ると歯周組織から血液中に歯周病関連細菌が入ります．その細菌は動脈硬化で血管が細くなった（粥状硬化）部位に住みつきます．同時に細菌の出す毒素や血栓の素が冠状動脈を詰まらせます」という記載は病態生理学的な思考のもとでつくられたものである．この記載を臨床科学的に表現すると，「重度の歯周病に罹った10,000人のうち，血液中に歯周病関連細菌が常時存在するのは2,000人で，そのうち500人は粥状硬化の部位から歯周病関連細菌が検出され，心筋梗塞を発症するのは2人である．（この記載の数値や因果関係は筆者の作成したフィクションである）」のようになる．

さらに，臨床科学は意思決定の科学であるから，具体的な行動として「心筋梗塞発症を1件なくすことを目的として，5,000人の重度の歯周病を治癒させることに意味があるのか」を考えることになる．あるいは，あなたの家族が重度の歯周病に

罹ったとき，あなたはその人が心筋梗塞に罹るかもしれないと心配しなくてはならないのであろうか（本書の執筆時点では，重度の歯周病が心筋梗塞の原因の1つであることは証明されていないので，この意思決定論もフィクションである）．

2) 確率的事象

小学校・中学校の理科で習う化学反応や事実の多くは，「必ず起こる」か「絶対に起こらない」かがはっきりしている．たとえば，「太陽が西から昇る」は地球上では絶対に起こらない．また，「100℃，1気圧の環境で酸素1Lと水素2Lを反応させると水蒸気2Lが生成する」は必ず起こる事実である．

ところが，医療や生体が対象の学問，特に臨床研究において明らかにされる事柄は，起こるか起こらないかが白黒つかない場合がほとんどである．そのため統計的な手法を用いて，どの程度の確率で発生するかを推定する必要がある．

3) 90%の人に効く薬，あなたは使いますか？

次の問いについて考えてみよう．

「90%の人に効果のある飲み薬はよく効く薬でしょうか？」

どうであろうか．これだけの情報では判断ができないかもしれないので，さらに情報を1つ加えることにする．

「重大な有害事象（adverse event）（副作用 side effect を含む）は報告されていません」

それ以外にも「価格は？」，「飲みやすい味か？」など，いろいろ知りたいことが浮かんできたであろうか．

では，このとき頭の中では何を考えていたのであろうか．おそらく，皆さんの頭の中にある一般的な薬のイメージと比較しているのではないだろうか．そう，何かと比較しないと意味がないのだ．

「90%の人に効果がある」というのは実験などによって得られた事実である．しかし，「よく効く」，「あまり効かない」は評価で，必ず比較の対象が存在する．たとえば，消炎鎮痛剤（いわゆる痛み止め）の多くは約98%以上の人に鎮痛効果があるので，90%の人にしか効かない鎮痛剤はよく効かない薬である．また，90%の人に効く抗がん剤が開発されれば画期的なことであると評価される．何かと比較しなければ，評価・価値判断をすることは不適切である．

2. EBM（Evidence-based medicine）とは

このごろ医療の現場では，EBM（Evidence-based medicine）という言葉が使われるようになってきた．EBMは「根拠に基づく医療」と訳される．「根拠」というと広い意味があるので，以降では「エビデンス」という言葉を使うこととする．

多くの臨床家は「私は昔からエビデンスに基づく医療を行ってきました」と考え

るかもしれないが，本当にそうであろうか．有名な先生であっても，EBM につい
て「根拠に基づく医療」という字面だけをみて独自の解釈をしていたり，EBM と
エビデンスを混同して用いていたりすることがある．さらに，タイトルや枕詞に
EBM を使っているのに，中身は EBM とは全く関係ない書籍や診療ガイドライン
があったり，EBM とは異なった意味で「エビデンス」という言葉を濫用したり，
論文の結果に従うことだけを EBM だと勘違いしたりしていることもある．

1）EBM とエビデンスは異なる

巷（ちまた）で「歯科医療についての EBM が少ない」，「再生歯科医療についての EBM
を収集しなければならない」といった言葉を聞く．実は，これはエビデンスのこと
を誤って EBM といっているのである．エビデンスそのものとエビデンスに基づく
医療を混同してはならない．

2）EBM はエビデンスに従う医療ではない

字面では，EBM は「根拠に基づく医療」であるが，EBM はエビデンスに従う
医療ではないことに注意が必要である．世界で最初に Guyatt が EBM を提唱した
ときの定義は，

Evidence-based medicine（EBM）とは，
患者集団を対象にした臨床データのうち，
入手可能で最も信頼できるもの（evidence）に基づき，
それに眼前の患者の個別性（意向，選好，価値観，人生観）をも考慮して
理に適った診療を行うこと．
（G. Guyatt, 1991）

であった．その後，現在の EBM の礎をつくった Sackett によって，

Evidence-based medicine（EBM）とは，
個々の患者の医療判断の決定に，
最新で最善の根拠を
良心的かつ明確に，思慮深く利用すること．
（D. L. Sackett, 1996）

と定義し直された．これを読めば分かるだろうが，大事なことは「眼の前の患者に
とってどうなのか」を考えることである．言い換えると，EBM とは，診療の現場
で自分の眼の前の特定の患者に対して，「この治療法を行うべきか，行わないべき
か」，「治療 A と治療 B とで，どちらをこの患者に行うべきか」といった臨床判断
を行い，眼の前の患者にとって適切な医療（保健・福祉）を提供するための方法論
なのである．わが国では，種々の疾患に対する診療ガイドラインがつくられるよう
になったが，そこに掲載された推奨される治療法に従うことは EBM とは対極にあ

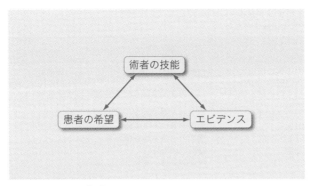

図 1-1　EBM の実践

るものである．

　EBM は机上の空論ではなく実践しなくては意味がないため，Sackett（1996）は，EBM の実践を「個人の臨床的専門技能と外部の臨床的根拠の統合」としており，外部の臨床的根拠として「臨床経験，個々の患者の苦境・権利・選好，最新・最善の臨床研究」をあげている（**図 1-1**）．

　そして，患者に医療を提供した後，患者から「なぜ，私にこの治療を行ったのですか？」と説明を求められたとき，誰もが納得できるように根拠を説明できることも EBM のメリットである．最近は，個々の医療や保健事業について，「アカウンタビリティ」つまり社会に対する説明責任が求められているため，その根拠を説明するために EBM の方法論が用いられることも増えている．このように考えると，EBM は，一人ひとりの患者の特性に応じた「個の医療」を実践するものであるから，論文の結果や診療ガイドラインに従ったものになるとは限らないのである．

3）エビデンスは臨床的な事実だけ

　これから 4 つの事実を例としてあげるが，EBM でいうところのエビデンスに相当するものは 1 つしかない．どれであるか考えてほしい．

　①狂牛病はトナカイにも感染する．

　②超音波歯ブラシは，培養した細菌の微細構造を破壊する．

　③歯間ブラシは模型上に付着させた人工プラークを落とす．

　④硝酸カリウムは象牙質知覚過敏を改善する．

　実は，EBM でいうエビデンスは，人間集団を対象とした臨床上の患者に焦点を当てた根拠に限られる．患者に焦点を当てた根拠とは，診断や検査などの正確性と精度，あるいは病気の予後を予測するマーカーの検出力，あるいは治療・リハビリテーション・予防計画の有効性と安全性など患者にとって重要な指標をいう．このように考えると，①は人間集団ではないトナカイの話なので誤りである．②と③は試験管内や模型上の実験なので，臨床上の事実ではない．したがって，答えは④の「硝酸カリウムは象牙質知覚過敏を改善する」である．実際，硝酸カリウムは臨床

表1-1　エビデンスのレベル
　上にいくほど信頼性が高い.

研究デザイン		
メタアナリシス	複数の RCT の解析	二次研究
ランダム化比較試験（RCT）	バイアスが少なく，交絡なし	介入研究
タイムシリーズ研究 コホート研究 患者対照研究 比較横断研究 横断研究	経時的な要因の変化 要因曝露による変化 要因の有無をさかのぼる 複数の横断研究 因果関係はいえない	観察研究
ケースシリーズ ケースレポート	複数の症例報告 特異な症状の報告	
生物医学的基礎研究	動物実験等の基礎研究	エビデンスではない

試験によって歯の知覚過敏に対する効果が確かめられているため，薬用成分として歯磨剤に添加し，効能を表示することが認められている.

　また，1つの治療法に関するエビデンスであっても，臨床的な効果以外に，どのような害がどの程度あるのか，費用がどの程度かかるのか，どのくらい長くもつのかなど，たくさんの切り口がある.

　そして，個々のエビデンスにはレベルがある. それは，どのようなデザインの研究から導かれたかによって決められる（**表1-1**）.

4）EBM ではないもの

　EBM が注目される以前に価値があると思われてきた情報は，動物実験，基礎実験，生化学的研究，遺伝子解析などから導かれた病態生理学的研究結果であった. そして教科書，逸話が豊富な総説，専門家同士の座談会などに載せられている専門家の意見に従った医療が行われてきた. 高名な先生，教授，先輩などのいいなりになる医療を「OBM；Opinion-based Medicine（意見に基づく医療）」という. しかし，「昔からいわれ続けてきたことや偉い先生が勧めていたことが，実は誤りだった」ということが，たくさん明らかにされてきたのである.

　EBM ではないものに「3『た』論法」というものがある. これは「○○したら，△△になっ<u>た</u>ので，○○は効果があっ<u>た</u>のだ」という考え方である. 「頭痛薬を飲んだら，頭痛が消えたので，頭痛薬が効いたのだ」と書くと，当たり前のように感じるかもしれない. しかし，「てるてる坊主を吊るしたら晴れたので，てるてる坊主の効果があったのだ」はどうであろうか. てるてる坊主を吊るさなくても晴れたかもしれないように，頭痛薬を飲まなくても頭痛は治っていたかもしれないのだ. 前述したように，頭痛薬を飲んだ場合と飲まなかった場合の効果を適切な方法で集めて比較しなければならない.

3.　EBM の手順

　EBM は臨床現場で実践してこそ意味がある．そして実践の手順も決められており，次にあげる5つのステップで行われる．

　STEP 1　問題の定式化
　STEP 2　情報の収集と選択
　STEP 3　情報の批判的吟味（情報の統合）
　STEP 4　情報の適用（予後の予測，効果判定）
　STEP 5　自己評価（STEP 1 ～ 4 が適切であったかどうか）

1）問題の定式化

　臨床の場で，眼の前の患者の診療について，ある治療を行うべきかという臨床判断が必要な状況が生じる．その治療を行うとどうなるのかという臨床上の疑問を，わかりやすく，情報を探しやすくするために「定式化」してみる．定式化の要素は，

　　どんな患者に（patient）

　　何をすると（exposure）

　　何と比べて（comparison）…省略可能

　　どうなるか（outcome）

である．「どんな患者に，何をすると，どうなるか」という3つの部分からなるので「3パート・クエスチョン」といったり，英語の頭文字を取って「PECO（ペコ）」といったりする．また「何をすると」を「どんな介入をすると（intervention）」に置き換えて「PICO（ピコ）」とよぶこともある．

　問題の定式化においてアウトカムを設定するときに，考慮しなければならないことがある．それは，設定されたアウトカムが「真のアウトカム（true outcome）」なのか「代理のアウトカム（surrogate outcome）」なのかを意識して PECO をつくることである．真のアウトカムは患者中心であるということで，特に，患者が自分で知覚できるアウトカムであればなおよい．言い換えれば，患者にとって問題（関心事）であるか，医者（医療提供者）にとって問題（関心事）であるかを考えることが重要である．たとえば，口臭を主訴に歯科医療機関に来院した患者について考えると，真のアウトカムは「口臭病悩（口臭の悩み）の改善」である．そして代理のアウトカムとして「臨床検査値（口臭原因物質濃度）の改善」があげられる．両方のアウトカムの改善が同時に起これればいいが，医療提供者が代理のアウトカムの改善で「よくなった」と判断してしまうと真のアウトカムが改善されずに患者が満足しないことがある．

　問題を定式化することの利点は，何が問題かがはっきりすることである．問題が明確になれば検索も容易になり，STEP 2 の情報の収集の下準備にもなる．

アウトカム
目標やゴールのこと．

2）情報の収集

　情報の収集の要件は，能率的であり，自分の疑問に合い，質の高いエビデンスが得られることである．そのためには情報の収集をどこから行えばよいであろうか．

①先輩や同僚の意見

②インターネットのホームページ

③教科書

④専門誌の原著論文
- 観察研究（Observational Study）
- 臨床試験や介入研究（Clinical Trial）
- ランダム化比較試験（Randomized Controlled Trial）

⑤専門誌の総説

⑥系統的総説（Systematic Review）

このように多くの情報源があるが，このリストでは下にいくほどエビデンスの質が高い．したがって，学術論文の文献データベースを用いると質の高いエビデンスが得られる．

　その中でも系統的総説は，複数の論文の結果を適切に統合した情報（二次研究）であり，エビデンスの質が高い．

3）情報の批判的吟味

　情報を「批判的に（critical）」「吟味する（appraisal）」とは，日本語の「相手を批判する」とはニュアンスが異なり，客観的に評論することである．論文の表わすものは，①真実，②偶然，③バイアス（偏り），④交絡（p. 109 参照）のいずれかである．

　一定の公式のもとに文献を読むためには，文章を読むのではなく，データを読むことが重要である．また，論文の著者の書いている結論に頼らず，図表から研究結果を自分で解釈することも大切である．著者の結論にはバイアスがあることも多い．

4）情報の適用

　患者へ適用する場合，どんなに信頼性の高いエビデンスでも，眼の前のこの患者に適用できるかをよく考えなくてはならない．そして，眼の前の患者に対して，身体のみならず，精神的，社会的，実存的にも最善かどうかをエビデンスそのものの推奨度とは別に考えなくてはならない．

　また，適用したことが正解であったかどうかを後で判断できるように，予後を記録しておくことが大切である．やりっ放しで事後評価をしないと，本当に効果があったのかわからない．

5）自己評価

　以上のプロセスがどうだったか自分の行動を評価する．

263-01582

④—国家統計調査

1. 統計法と統計報告調整法

　統計法は全面改正され，平成21年4月1日に施行された．それと同時に統計報告調整法は廃止された．旧統計法と旧統計報告調整法の下では，国家が行う統計調査が指定統計，届出統計，承認統計に分けられていた．

　改正された統計法では，国家が行う統計調査だけでなく公的機関が作成する統計全般が対象となって「公的統計」とされている．そして，公的統計のうち，行政機関が作成し総務大臣が重要なものとして指定した統計を「基幹統計」という．それ以外を便宜的に「一般統計」ということにする．

2. 口腔保健に関係のある主な国家統計

1）国勢調査
【基幹統計：総務省統計局統計調査部国勢統計課】

　国勢調査は，5年ごとに実施され，最近では平成27年に実施された．わが国に住んでいる者全員に対する調査で，調査年の10月1日0時現在の人口，婚姻状況，世帯や住居，就業，通勤・通学などについて集計される．

2）人口動態統計
【基幹統計：厚生労働省統計情報部人口動態・保健統計課】

　わが国の人口の動向を恒常的に調査するものである．戸籍法および死産の届出に関する規定によって市区町村長に提出された，出生，死亡，死産，婚姻，離婚の届出から作成される．人口動態調査は明治5年に開始され，当初は出生と死亡のみ調査していた．調査結果は，毎月「人口動態統計速報」と「人口動態統計月報（概数）」として公表され，さらに毎年，「人口動態統計」として詳細な調査結果を公表している．

3）患者調査
【基幹統計：厚生労働省統計情報部人口動態・保健統計課保健統計室】

　病院，一般診療所，歯科診療所を利用する患者の傷病名，入院期間，退院の事由などを調査する．全国の医療施設を利用する患者を母集団とし，層別無作為抽出により得られた医療施設を調査日に利用した患者を標本としている．昭和58年まで毎年実施していたが，翌年からは抽出施設数を拡大するとともに，調査を医療施設静態調査と同時期に，3年に1回実施することとなった．調査結果は「患者調査」として公表されている．

4) 医療施設調査

【基幹統計：厚生労働省統計情報部人口動態・保健統計課保健統計室】

全国における医療施設の分布とその機能を調査する．昭和47年までは毎年調査していたが，昭和50年以降3年ごとに「医療施設静態調査」を実施するとともに，医療施設から提出される届出を毎月集計する「医療施設動態調査」が実施されている．調査項目は，施設名，所在地，開設者，許可病床数，診療科目，従事者数，看護体制，救急医療体制，在宅医療サービス，主な診療機器・設備，手術などの実施状況などである．

5) 医師・歯科医師・薬剤師統計

【一般統計：厚生労働省統計情報部人口動態・保健統計課保健統計室】

医師，歯科医師および薬剤師について，性，年齢，業務の種別，従事場所などによる分布を明らかにするための調査である．昭和57年までは毎年，以降は2年ごとに実施されている．医師法，歯科医師法，薬剤師法の規定により，12月31日現在の届出票を集計したものである．調査項目は，住所，性，生年月日，登録年月日，業務種別，主たる業務内容（薬剤師以外），従事先の所在地，従事する診療科名（薬剤師以外）などである．

6) 病院報告

【一般統計：厚生労働省統計情報部人口動態・保健統計課保健統計室】

医療法に基づいて，全国の病院および療養病床を有する診療所の利用状況と病院の従事者の状況を把握する調査である．報告事項は，毎月の利用患者数と毎年10月1日現在の病院の従事者数で，「医療施設調査・病院報告」として公表されている．

7) 受療行動調査

【一般統計：厚生労働省統計情報部人口動態・保健統計課保健統計室】

全国の医療施設を利用する患者について，受療の状況や受けた医療に対する満足度などを調査する．一般病院を利用する患者を対象として，層別無作為抽出された一般病院500施設を利用する患者を標本とする．平成8年10月に第1回の調査を実施し，その後医療施設静態調査，患者調査とあわせて3年ごとに実施している．調査結果は「受療行動調査」として公表されている．

8) 衛生行政報告例

【一般統計：厚生労働省統計情報部人口動態・保健統計課保健統計室】

公衆衛生，環境衛生，医務，薬務の衛生関係行政の施行に伴う各都道府県，指定都市および中核市における衛生行政の実態を把握する調査である．報告事項は，精神保健福祉関係，栄養関係，衛生検査関係，生活衛生関係，食品衛生関係，乳肉衛生関係，医療関係，薬事関係，母体保護関係，特定疾患関係，狂犬病予防関係と多

岐にわたる．調査結果は「保健・衛生行政業務報告（衛生行政報告例）」として公表されている．

9）社会医療診療行為別調査

【一般統計：厚生労働省統計情報部社会統計課】

全国健康保険協会管掌健康保険，組合管掌健康保険，国民健康保険における医療給付の受給者について，毎年6月審査分の診療報酬明細書と調剤報酬明細書から無作為抽出された標本を用い，診療行為の内容，傷病の状況，調剤行為の内容および薬剤の使用状況などを調査するものである．調査結果は「社会医療診療行為別調査」として毎年公表されている．

10）介護サービス施設・事業所調査

【一般統計：厚生労働省統計情報部社会統計課】

全国の介護サービスの提供体制，提供内容などを把握する調査で，毎年10月1日に実施されている．介護予防居宅サービス事業所，地域密着型介護予防サービス事業所，介護予防支援事業所，居宅サービス事業所，地域密着型サービス事業所，居宅介護支援事業所，介護保険施設を対象とした全数調査である．調査項目は開設主体，定員，在所者数，従事者数，利用者の要介護度，主な傷病名などである．調査結果は「介護サービス施設・事業所調査」として公表されている．

11）21世紀出生児縦断調査

【一般統計：厚生労働省統計情報部社会統計課縦断調査室】

2001年に出生した者の成長・発育の過程を継続的に観察するコホート調査である．調査対象は，平成13年1月10～17日および7月10～17日に出生した者全員で，毎年追跡調査されている．調査項目は，家族構成，保育者，生活習慣，身長・体重，子育て費用，子育て意識などで，毎年子どもの成長にあわせた内容に変更されている．調査結果は「21世紀出世児縦断調査」として公表されている．

12）21世紀成年者縦断調査

【一般統計：厚生労働省統計情報部社会統計課縦断調査室】

調査対象となった者の結婚，出産，就業などの実態および意識の経年変化を継続的に観察するコホート調査である．平成14年10月末時点で20～34歳であった者およびその配偶者を対象とし，毎年追跡調査が実施されている．調査項目は配偶者の有無，仕事の有無，結婚意欲，出生意欲，家事・育児時間などである．調査結果は「21世紀成年者縦断調査」として公表されている．

263-01582

13) 国民生活基礎調査

【基幹統計：厚生労働省統計情報部社会統計課国民生活基礎調査室】

　厚生労働省が行っていた調査のうち，「厚生行政基礎調査」，「国民健康調査」，「国民生活実態調査」，「保健衛生基礎調査」の4調査を統合し，新たに保健，医療，福祉，年金，所得等国民生活の基礎的事項を世帯面から総合的に把握するために昭和61年から3年ごとに大規模な調査が実施されている．中間の各年は小規模な調査を実施することとしている．全国の世帯および世帯員を対象とし，平成17年国勢調査区から層化無作為抽出した1,088地区内のすべての世帯および世帯員を標本とする．所得票については，上記の1,088単位区から無作為に抽出した500単位区内のすべての世帯および世帯員を標本とする．調査項目は，単独世帯の状況，5月中の家計支出総額，世帯主との続柄，性，出生年月，配偶者の有無，医療保険の加入状況，公的年金・恩給の受給状況，公的年金の加入状況，就業状況などで，所得票は所得の種類別金額，課税などの状況，生活意識の状況などが調査される．調査結果は「国民生活基礎調査」として公表されている．

14) 薬事工業生産動態統計調査

【基幹統計：厚生労働省医政局経済課】

　医薬品・医薬部外品・衛生材料・医療機器に関する生産，輸出入などの実態を毎月調査する．薬事法により医薬品，医薬部外品または医療機器を製造・販売する事務所，製造する製造所の全数を対象とする．調査項目は，医薬品，医薬部外品または医療機器の品目ごとの生産額や輸入額とその数量，出荷金額とその数量，月末在庫金額とその数量などである．調査結果は「薬事工業生産動態統計月報」，「薬事工業生産動態統計年報」として公表されている．

15) 国民健康・栄養調査

【一般統計：厚生労働省健康局総務課生活習慣病対策室】

　国民の身体の状況，栄養摂取量および生活習慣の状況を調査する．平成14年までは栄養改善法に基づく「国民栄養調査」として実施されていたが，平成15年からは健康増進法に基づく「国民健康・栄養調査」として実施されている．調査対象は，国民生活基礎調査により設定された単位区から無作為抽出された300単位区内の世帯約6,000世帯と世帯員約20,000人であり毎年11月に実施される．調査項目は，身長・体重の計測，血液検査，運動・飲酒・運動習慣などの身体状況調査，食事の状況等の栄養摂取状況調査，食物摂取状況などの食生活状況調査である．調査結果は「国民健康・栄養調査報告」として公表されている．

16) 食中毒統計

【一般統計：厚生労働省医薬食品局食品安全部監視安全課】

　食品衛生法の規定により，食中毒患者を診断，またはその死体を検案した医師か

らの届出などに基づいて，保健所において作成される食中毒調査票を，毎月，全国の保健所で集計して，食中毒の患者と死者の発生状況を把握するための調査である．調査項目は，原因となった家庭・業者・施設などの所在地，名称，発病年月日，原因食品名，病因物質，患者数，死者数などである．調査結果は「食中毒統計」として公表されている．

17）歯科疾患実態調査
【一般統計：厚生労働省医政局歯科保健課】

　歯科保健状況を把握するために1957（昭和32）年から6年ごとに実施されている調査である．平成17年国民生活基礎調査により設定された単位区から層別無作為抽出した299単位区内の世帯および当該世帯の満1歳以上の世帯員を標本としている．平成17年には，国民健康・栄養調査の身体状況調査と同時に実施された．調査項目は，現在歯の状況（う蝕や処置の有無），喪失歯およびその補綴状況，歯肉の状況，歯列・咬合の状況，歯ブラシの使用状況，フッ化物歯面塗布の状況，咬合・顎関節の異常などである．調査結果は「歯科疾患実態調査報告」として公表されている．2016（平成28）年第11回調査から5年間隔に実施されることになった．

3. 学校保健統計調査

【基幹統計：文部科学省】

　文部科学省の管掌する学校保健安全法（学校保健法が平成20年に改正されて名称変更）に基づき，毎年4月から6月末にかけて実施される健康診断の保健情報は，『学校保健統計調査報告書』として財務省印刷局より毎年3月末に発行されている．内容は身体の疾病および異常の有無や眼科・耳鼻咽喉科・皮膚科の疾患まで幅広く，歯科保健分野では，う歯（う蝕）などの歯および口腔疾患の有病状況から12歳児のDMFTの推移まで，保健医療関係者に有用なデータが記載されている．

参 考 文 献

1）Mehrabian, A. :Communication without word. Psycholory Today, 2: 52-55, 1968.
2）倉迫一朝：病気を診ずして病人を診よ―麦飯男爵　高木兼寛の生涯. 鉱脈社, 宮崎, 1999.
3）Sharon ES, et al Evidence-based MEDICINE 3nd ED, Elsevier Churchill Livingstone, London, 2005.
4）Sacket DL ほか：Evidence-based medicine EBM の実践と教育　第2版. エルゼビア・サイエンス, 東京, 2003.
5）Gray JAM：Evidence-based HEALTH CARE 2nd ED, Churchill Livingstone, London, 2001.／津谷喜一郎, 高原亮治監訳：エビデンスに基づくヘルスケア. エルゼビア・サイエンス, 東京, 2005.
6）厚生統計協会編：国民衛生の動向 2010/2011. 厚生統計協会, 東京, 2010.
7）歯科疾患実態調査報告解析検討委員会編：解説平成17年歯科疾患実態調査. 口腔保健協会, 東京, 2007.

2章 保健情報と疫学

到達目標

① 疫学の定義を説明できる.
② 疫学の目的を説明できる.
③ 疫学における曝露を説明できる.
④ 疫学の病因論を説明できる.
⑤ 因果関係を説明できる.
⑥ 調査方法を分類し，説明できる.
⑦ 有病および罹患を説明できる.
⑧ 有病率，罹患率，累積罹患率（発病率）を計算できる.
⑨ 研究方法を分類し，説明できる.
⑩ スクリーニング検査を説明できる.
⑪ スクリーニング検査の信頼性の指標を説明できる.
⑫ 敏感度および特異度を計算できる.

❶ ―疫学総論―保健情報から疫学分析へ―

1. 疫学とは何か

1) 疫学の定義

特定の集団
正確に規定された人数などの同定可能な特性を有する集団のこと.

健康に関連する状況と事象
疾病，死亡原因，行動，予防方策に対する反応，保健サービスの供給と利用を含んでいます.

分布
時間，場所および影響を受ける人々の特性別の分析を意味します.

規定因子
健康に影響を与える物理的，生物学的，社会学的，文化的，そして行動科学的因子のこと.

研究
サーベイランス，観察，仮説検証，分析研究および実験を含みます.

　疫学については，現在までに数多くの定義が提唱されているが，その中でも代表的な疫学辞典（第5版）の定義を以下に示す.
　「特定の集団における健康に関連する状況あるいは事象の分布あるいは規定因子に関する研究，さらには，そのような状況に影響を及ぼす規定因子の研究も含む．また，健康問題を制御するため疫学を応用すること」
　疫学の特徴は，人間を臓器，組織，細胞，DNAと細分化して研究していくほかの基礎医学とは対照的に，人間を100人，1,000人，10,000人集め，集団として，疾病の発生の特徴（分布）を研究し，原因を含む集団におけるその疾病の増加や減少に関連する要因（規定要因）を研究することにある.
　疫学は，元来は伝染病（感染症）の流行を研究する学問領域であったが，近年における疾病構造や健康概念の変化によって，対象範囲は広がり，慢性疾患，長寿，体力の向上，健康増進，QOLの向上など，すべての健康要因を追及することにも関心が向けられるようになっている.

263-01582

制御するための応用
健康を増進し，防御し，保全するという疫学の目的をはっきり示したもの.

2）疫学の目的

　疫学研究では，人間集団を観察することによって，疾病あるいは健康異常の発生を規定する因子（その疾患の原因を含み，その疾患を増加あるいは減少させる要因）を明らかにすることができれば，これらの要因を人為的にコントロールすることによって，疾病や異常の発生あるいはそれらの進展を予防することができると考える. すなわち，疫学の目的は，疾病や異常の予防である.

3）疫学の実績

　疫学の代表的な実績として，頻繁に引用されるのが，ブロードストリート事件とよばれるものである. 1854年にイギリスのロンドンで，コレラが大流行した. その当時,麻酔科医として活躍していたジョン・スノー（John Snow, 1813～1858）は，ロンドン市の地図上にコレラ死亡者の発生場所に印をつけてみた. その結果，**図2-1** に示すようにブロードストリートにある共同井戸を中心にコレラが発生していることに気づいた.

　彼は，コレラの発生が，汚染された井戸水の供給に原因があるのではないかという仮説を立て，この井戸の供給をストップさせ，コレラの流行を食い止めることに成功した. ところで，コレラ菌が発見されるのは，その後約30年経ってからであり，疫学は原因が不明の場合であっても，その疾患の予防を実施することが可能であることを実証した.

コレラ
コレラ菌を病原体とする経口感染症です. 当時ロンドンで流行したのはアジア型で，死亡率が75～80％に及んだと考えられます. 感染源は患者の糞便や吐瀉物に汚染された水や食物です. 当時ロンドンには下水道設備はなく，糞尿が道路や庭に投げ捨てられていました. これらが井戸に混入してコレラの流行を引き起こしました.

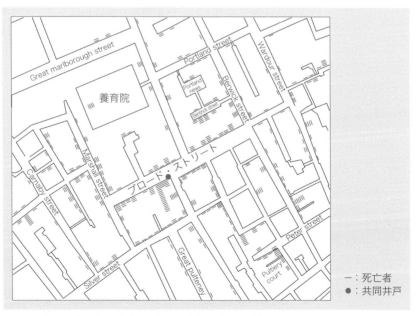

図2-1　チャーチヒル地区（ロンドン）の地図（1855年）
　ジョン・スノーによってコレラの感染状況（死亡者）が印された. 地図上に示された線（－）が死亡者を表している. ブロードストリートの共同井戸を中心に死亡者が分布しているのがわかる.
（Miquel Porta 編，日本疫学会訳：疫学辞典　第5版. 日本公衆衛生協会，東京，2010.）

❷─健康障害の発生要因

1. 疫学における曝露

　疾病発生の以前に存在する特定の状態を疫学では曝露とよんでいる．喫煙と癌に関する疫学研究では，喫煙群を曝露群，非喫煙群を非曝露群とよぶ．また，曝露の中でも疾病の発生に影響を与えるものをリスクファクター（危険因子）という．たとえば，間食回数はう蝕の発生に影響を与えるので，う蝕のリスクファクターということになる．

2. 疫学における病因論（宿主−環境関係）

　疫学では，疾病罹患に関連する要因を宿主要因と環境要因の2つに大別する．**表2-1**に疫学要因を示した．宿主要因としては，先天的（遺伝）特性と後天的（獲得）特性があり，環境要因では，生物学的要因，化学的要因，物理学的要因，社会的要因がある．宿主−環境関係による考え方では，病因（原因）は環境要因の1つと捉えており，宿主と環境のいずれかが優勢あるいは劣勢になった場合に疾病が発症すると考える．

　従来の伝染病における病因論では，疫学的要因は病因，宿主，環境の三大発生要因として考え，これらの要因のバランスが崩れた場合に，疾病が発生すると考えられてきた．しかしながら，疾病構造の変化に伴って，悪性新生物や生活習慣病などのように病因を特定できない疾病が多く現われ，さらには健康増進やQOLの向上といった疫学の対象の変化に伴い，従来の三大病因論からの病因論の転換が起こった．

3. 多要因原因説

　先述したとおり，近年における病原体が存在しない疾病には，原因を含めた多様な要因がその発症や進行に複雑に関与している．これらの疾病に対して，効果的な予防対策を考えるうえでは，関連する多数の要因を総合的に評価する必要がある．疫学において，複数の要因が複雑にからみあって疾病を発症するという考え方を多要因原因説とよんでいる．

4. 疾病の原因と結果との関係（因果関係判定の基準）

　疾病の原因は1つのこともあれば，多要因原因説のようにいくつもの要因が関係している場合もある．これらの原因と疑われているものと疾病発生との原因と結果

表 2-1　疾病罹患に関連する疫学的諸要因

A. 宿主要因		②天然毒：動物，植物		
		③化学薬品		
1）先天的（遺伝）特性		④微量元素		
①遺伝形質		⑤貴金属		
②染色体		3）物理的要因		
③性差		①気象：温度，湿度，気圧，風雨雪		
2）後天的（獲得）特性		②位置：高度，緯度		
①年齢		③地形，地質		
②体格・体型		④水質		
③性格・性質		⑤大気汚染		
④行動型		⑥輻射線：放射線，紫外線，赤外線		
⑤既往・受療		⑦騒音，振動		
⑥成熟		4）社会的要因		
B. 環境要因		①社会：人口密度，移動，交通，食品流通，戦争		
		②経済：不況，収入，財産		
1）生物的要因		③家族：家族構成，婚姻状況，家族交流		
①病原体：ウイルス，細菌，菌類，寄生体		④食習慣：嗜好食品，摂取食品，栄養量，調理方法，調味料，食品汚染		
②感染源動物，媒介動物		⑤嗜好習慣：喫煙，飲酒，緑茶，コーヒー，紅茶		
③媒介昆虫		⑥教育文化：教養，信仰，風俗，余暇，運動		
④被食動物，被食植物		⑦医療保健：医療施設，健診，医療保障		
2）化学的要因		⑧労働：職種，職場環境，労働条件，厚生施設		
①栄養素				

（日本疫学会編：疫学―基礎から学ぶために．南江堂，東京，2003．）

COFFEE BREAK

オッズ比，相対危険，寄与危険

■オッズ比

事象が起こる確率 p と起こらない確率（1−p）の比，つまり p／（1−p）をオッズといい，2つのオッズの比，

$$\frac{p／（1-p）}{q／（1-q）}$$をオッズ比といいます．

p を喫煙群，q を非喫煙群での歯周病に罹る確率とした場合，オッズ比 1 とは歯周病への罹りやすさが両群で同じということであり，オッズ比が 1 より大きいと非喫煙群に対して，喫煙群で歯周病への罹りやすさがより高いことを示します．

■相対危険（度）

2 つの集団間の疾病発生頻度の比のこと．歯周病の 1 年間の発生頻度が喫煙群 100 人で 50人，非喫煙群 100 人で 10 人だとすると，相対危険は 50÷10＝5 となります．これは喫煙者では非喫煙者に比較して，5 倍歯周病に罹りやすいことを表しています．

■寄与危険（度）

曝露群と非曝露群における疾病発生頻度の差のこと．曝露群の発生頻度から非曝露群の発生頻度を引いたものが寄与危険です．上記の例では，50−10＝40（100 人年対）となり，これは，真に喫煙をしていることにより増加した歯周病の疾病発生頻度を示しています．

表 2-2　因果関係判定の基準

関連の一致性	対象者，場所，時が異なる集団でも，繰り返し同じ結果が得られること．
関連の強固性	曝露群の罹患率が，非曝露群の罹患率より明らかに高いこと．相対危険またはオッズ比によって測定する※
関連の特異性	要因と結果の関係が必要かつ十分であること※※
出来事の時間性	要因への曝露が発生の前に起こっていること（関連の時間的順序）．
量反応関係	多く曝露しているほど疾病の発生が多くなること．
生物学的なもっともらしさ（生物学的説得性）	生物学的，生化学的，生理的な常識に照らして矛盾しないこと．
実験的な証拠（実験的根拠）	動物実験，臨床試験などの結果と同じ結果が得られること．
関連の整合性	これまでに確立している理論，生物学的知見，臨床医学的知見と矛盾しないこと．

※相対危険またはオッズ比が 2 以上であること．
※※必要条件と十分条件．必要条件：要因 A がなければ，疾病 B が発生しない．十分条件：要因 A があれば，疾病 B が発生する．
（松久保　隆，八重垣　健，前野正夫，那須郁夫，小松﨑　明，杉原直樹監修：口腔衛生学 2016．一世出版，東京，2016．）

の関係，つまり，因果関係の強さを判定するための基準を示したのが表 2-2 である．
　ここに示した基準が満たされるほど，その疾病と要因との関係が強いと判断される．しかし，これが満たされないからといって，関係を否定することにはならない．また，無関係のものを統計学的な観点（たとえば相関）だけで，間違って結びつけないように注意する必要もある．

❸―疫学の方法論

1．調査方法の分類

1）断面調査と縦断調査
　断面調査（横断調査）とは，ある時点での状態をとらえて調査する方法である．たとえば，2017 年 4 月 1 日に第 2 学年の学生に口腔内調査を実施した場合は，断面調査である．
　縦断調査（追跡調査あるいはコホート調査）は，同じ対象（集団）を引き続き経時的に追って観察する調査である．たとえば，2017 年 4 月 1 日に第 2 学年の学生に口腔疾患について調査を実施し，その 1 年後の 2018 年 4 月 1 日に，まったく同じ者を対象に同様の調査を実施した場合は，縦断調査である．つまり，同じ集団に対して，同じ調査をある一定期間の間隔をとって 2 回以上繰り返すことである．

2）前向き研究と後向き研究
　研究の時間的流れによる分類であり，前向き研究とは，研究開始時点から将来に向かって罹患情報を収集する調査である．後向き研究とは，疾患が発生した後に研究を始め，仮説とした曝露要因を過去にさかのぼって調査するものである．

2．有病と罹患

　集団の中で発生する疾病や異常の頻度を測定するための共通の物差しのことを，疫学指標とよぶ．有病，罹患，相対危険（度），寄与危険（度），オッズ比などがあげられる．

　有病とは，ある一時点でその疾病にかかっている状態をいう．一般的に，ある一時点の観察集団の中でその疾病にかかっている人数の割合を有病率とよぶ．

　罹患とは，特定された期間中に新たにその疾病にかかることをいう．罹患の疫学指標には，罹患率と累積罹患率（発病率）がある．罹患率は，特定された観察期間中に新たにその疾患にかかった人数を，観察集団の各構成員の疾病に罹患する可能性をもつ単位期間（観察を行った期間）の合計で割ったものであり，これは単位期間内に目的とする疾病が起きる危険性の強さ（病気へのかかりやすさ）を示す指標である．

　また，累積罹患率は，歯科の分野では発病率とよばれ，特定された期間中に新たにその疾病にかかった人数を，期間開始時点の有病者を除いた罹患危険人口で割ったものであり，これは一定の観察期間に対象とする集団から何人が目的とする疾病に新たにかかるか，つまり病気にかかる確率を示す指標である．累積罹患率は割合であるので，100倍して％として用いることもできる（歯科分野の発病率では％で表すことが多い）．

　以下に有病率，罹患率，累積罹患率の例を示す．

有病率，罹患率，累積罹患率

■ 100名の集団の中で，う蝕経験者が80名であった（ある一時点）．
う蝕有病率（またはう蝕有病者率）は，

$$\frac{\text{ある一時点で目的とする疾病にかかっている人数}}{\text{観察集団の人数}} \times 100 = \frac{80（人）}{100（人）} \times 100 = 80（\%）$$

■ 1,000名のう蝕経験のない者を5年間観察したら，100名にう蝕が発病した．
う蝕罹患率は，

$$\frac{\text{特定された期間中に新たにその疾病にかかった人数}}{\text{観察集団の各構成員の罹患危険期間の合計}} = \frac{100（人）}{1000（人）\times 5（年）}$$

＝0.02／年…年間0.02ではわかりにくいので，1000人をかけて
「人口1000人あたり年間20人」と表す場合もある．
う蝕累積罹患率（う蝕発病率）は，

$$\frac{\text{特定された期間中に新たにその疾病にかかった人数}}{\text{観察開始時点の有病者を除いた罹患危険人口}} \times 100$$

$$= \frac{100（人）}{1000（人）} \times 100 = 10（\%）\cdots 5年間で発病率は10\%である．$$

3. 疫学の研究方法の分類

　表2-3に，疫学の研究方法による分類を示した．疫学研究は，観察研究と介入研究とに大別される．観察研究には，記述疫学（記述的研究）と分析疫学（分析研究）があり，分析疫学には，生態学的研究，横断研究，患者対照研究，コホート研究がある．また，介入研究には，野外試験，地域試験，臨床試験がある．

　疫学研究においては，図2-2に示すような疫学のサイクルを循環させて，疾病の原因が追究される．つまり，原因不明の疾病についての疫学研究では，疫学的現象の記述疫学により，仮説を設定し，設定された要因についての分析疫学から仮説の検定（因果関係の推理）を行い，推定された要因について介入研究を実施することによって，因果関係の決定を行う．このサイクルに沿って，疾病の発生機序，予防方法，治療方法の解明を行うが，目的が達成できない場合には，さらに記述疫学に戻って再研究される．

4. 観察研究

　観察研究は，観察集団の健康状態，疾病発生状態，生活習慣，社会環境などを観察し，疾病の発生，予後等に関与する要因を明らかにする研究手法である．記述疫学と分析疫学に大別される．

1）記述疫学（記述的研究）

　記述疫学は，集団における疾病分布の特徴を「人」，「場所」，「時間」に関する正確な記述に基づき，疫学特性を解明し，発生要因に関する仮説の設定を行うことを

表 2-3　疫学研究法の分類

1. 観察研究（観察的疫学研究）
1）記述疫学（記述的研究）
2）分析疫学（分析研究）
①生態学的研究
②横断研究
③患者対照研究（症例対照研究）
④コホート研究
2. 介入研究
1）野外試験（野外研究）
2）地域試験（地域研究）
3）臨床試験

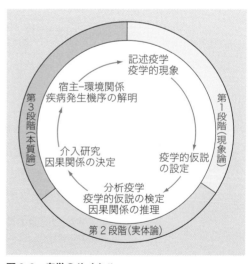

図 2-2　疫学のサイクル

（日本疫学会編：疫学―基礎から学ぶために．南江堂，東京，1996.）

米国の10地区（市，州）	調査人数（人）	年間平均フッ化物(F)含有量（ppm）
ルボック，テキサス州	176	4.4
アマリロ，テキサス州	168	3.9
コンウェイ，サウスカロライナ州	59	4.0
プレーンビュー，テキサス州	78	2.9
コロラド・スプリングス，テキサス州	79	2.5
ガレスバーグ，イリノイ州	57	1.8
モンマウス，イリノイ州	38	1.7
マリオン，サウスカロライナ州	47	0.9
ビッグ・スプリングス，テキサス州	68	0.7
プエブロ，コロラド州	83	0.6

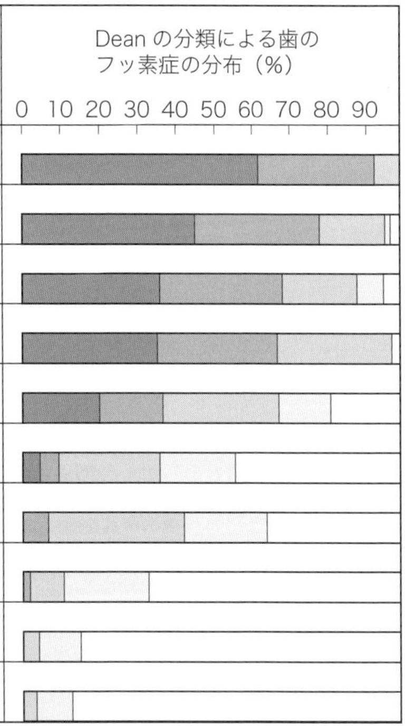

（1933～1934年）　中等度から重度　軽度　軽微　疑問　正常

図2-3　記述疫学の例：10地区における飲料水フッ化物濃度と歯のフッ素症の重症度
米国の10地区における市の飲料水の年間平均フッ化物含有量（ppm）と，同地区での9歳以上の子どもの歯のフッ素症の状態をCFI（地域フッ素症指数）を用いて評価したものを記述的に示している．飲料水のフッ化物濃度が高い地区ほど歯のフッ素症の重症度が高い子どもの割合が多いことが示されている．
（Dean HT, Elvove E：Further studies on the minimal threshold of chronic endemic dental fluorosis, Public Health Rep 1937；52：1249-64.）

目的とする．前述のジョン・スノーのブロードストリート事件は記述疫学の代表的なものである（p. 19参照）．

また，**図2-3**は，米国での歯のフッ素症研究における記述疫学を示したものである．歯のフッ素症の分布つまり「人」，米国の10地区つまり「場所」，調査した1933～1934年つまり「時間」の3つについての記述が示されている．

2）分析疫学（分析研究）

分析疫学は，記述的研究などから得られた，関連があると疑われた要因（仮説要因）と疾病との関連を統計学的検討を含めて検証し，その要因の因果関係の推定を行う方法であり，仮説の検証を主な目的とする．分析疫学は生態学的研究，横断研究，患者対照研究，コホート研究に分かれている．

（1）生態学的研究

生態学的研究は，対象集団の個人ごとの資料を基に解析するのではなく，集団を単位として，病因と疾病の関係を記載する方法である．**図2-4**は，小学校児童のう蝕有病者率と国民1人あたり年間砂糖消費量の関係を示したものであるが，砂糖消費量が低くなると，小学校児童のう蝕有病者率が低くなることが示されている．

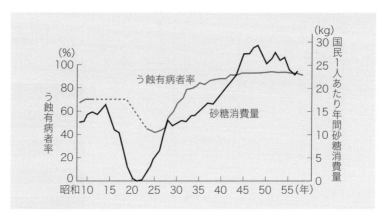

図2-4　生態学的研究の例：小学校児童のう蝕有病者率と国民1人あたり年間砂糖消費量

　年次ごとの小学校児童のう蝕有病者率（1〜6年生の平均）と国民1人あたりの年間砂糖消費量を同じグラフに図示したものであり，砂糖消費量が下がるとう蝕有病者率が低くなり，砂糖消費量が上がるとう蝕有病者率も高くなることが示されている．ただし，点線で示した部分はデータがなかった．

（竹内光春：疫学的齲蝕発病理論について．歯科学報，61：61-70，1961.）

これは，う蝕と砂糖摂取の関連を示唆するものである．

　この研究では，小学校児童の個々のう蝕と砂糖摂取量を検討しているのではなく，小学校児童の集団でのう蝕の状態（1〜6年生のう蝕有病者率）と国民の砂糖消費量（1人あたり年間消費量）との関係を記載しているので，生態学的研究である．

　（2）横断研究

　横断研究は，観察集団において，ある一時点での疾病の有無と何らかの要因の曝露状況との関係を記載するものであり，その要因の関与を推定する方法である．

　図2-5 は，飲料水フッ化物低濃度地区と高濃度地区における成人のう蝕経験歯数（DMF歯数）を断面調査により，比較したものである．水道水フッ化物高濃度地区では，成人の1人平均う蝕経験歯数が低濃度地区と比較して明らかに低いことが示されている．

　（3）患者対照研究（症例対照研究，ケースコントロール・スタディ）

　患者対照研究は，問題となる疾病がある人（患者群）と，その疾病がない人（対照群）の2群を設定することにより開始する研究である．患者群と対照群の曝露の程度を比較することで，疾病発生に対する寄与因子の関連性を頻度的に，あるいは量的なものであればその程度別に比較検討する．患者対照研究は代表的な後向き研究である．

　表2-4 は，口腔咽頭の浸潤性扁平上皮癌と診断された1,144名を患者群とし，飲酒や喫煙に関連する疾患，癌，上気道消化管疾患に罹っていない1,661名を対照群とした患者対照研究を示した．喫煙および飲酒習慣における曝露の程度を比較したところ，喫煙と飲酒単独での曝露へのオッズ比はそれぞれ5.04，4.21であった（喫煙者は非喫煙者に比べ5倍，飲酒者は非飲酒者に比べ4倍癌になりやすいことを示

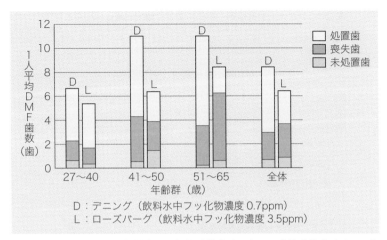

D：デニング（飲料水中フッ化物濃度 0.7ppm）
L：ローズバーグ（飲料水中フッ化物濃度 3.5ppm）

図 2-5　横断研究の例：飲料水フッ化物低濃度地区とフッ化物高濃度地区でのう蝕経験歯数の比較

　ニューメキシコ州（米国）において，飲料水中のフッ化物濃度が低濃度であるデニング市と飲料水中に高濃度のフッ化物を含むローズバーグ市で，その地域にずっと住んでいる 27～65 歳の成人のう蝕経験（DMF）を比較した．その結果，高濃度のフッ化物を含むローズバーグ市で，明らかに成人のう蝕経験は低かった（マンホイットニーの U 検定により，$p < 0.005$ で明らかな差があった）．

（Eklund S A et al.：High-Fluoride drinking water, fluorosis and dental caries in adults, *JADA*, 114：324-328, 1987.）

表 2-4　患者対照研究の例：口腔癌についてのアルコールおよび喫煙の単独および複合作用

　患者群は 1998 ～ 2008 年に口腔および口腔咽頭の浸潤性扁平上皮癌と診断された 1,444 名であり，対照群は飲酒や喫煙に関連する疾患，癌，上気道消化管疾患に罹っていない 1,661 名である．患者群と対照群で，喫煙状況，飲酒状況，喫煙と飲酒の複合状況を比較したものを表に示した．患者群（癌に罹った者）では対照群（癌に罹っていない者）と比較して，喫煙者が 5.04 倍高く，飲酒者は 4.21 倍高かった．また，喫煙と飲酒の複合の状況では，患者群では対照群と比較して，非喫煙・飲酒者が 0.58 倍高く，喫煙・非飲酒者が 1.34 倍高く，喫煙・飲酒者が 5.85 倍高かった．

*表 2-4 内の「飲酒状況」の対照群（非飲酒者・飲酒者）の人数に誤りがあると思われますが，ここでは原著のまま掲載しています．

カテゴリー	患者群 N=1,144 人数（%）	対照群 N=1,661 人数（%）	オッズ比
喫煙状況			
非喫煙者	121 （10.6）	620 （37.3）	1.00
喫煙者	1,023 （89.4）	1,041 （62.7）	5.04
飲酒状況			
非飲酒者	199 （17.4）	769 （46.3）*	1.00
飲酒者	945 （82.6）	906 （53.7）*	4.21
喫煙および飲酒状況			
非喫煙・非飲酒者	96 （8.4）	427 （25.7）	1.00
非喫煙・飲酒者	25 （2.2）	193 （11.6）	0.58
喫煙・非飲酒者	103 （9.0）	342 （20.6）	1.34
喫煙・飲酒者	920 （80.4）	699 （42.1）	5.85

（Ferreira Antunes JL, et al：Joint and Independent Effects of Alcohol Drinking and Tobacco Smoking on Oral Cancer: A Large Case-Control Study. *PLoS ONE* 8: e68132, 2013）

表 2-5　コホート研究の例：学生における歯肉退縮と口腔衛生習慣のコホート研究

　イタリアの歯学部学生で，1 年生のときとその 5 年後に再診査ができた 23 名（年齢 23〜25 歳，男性 10 名，女性 13 名）を対象として，歯肉退縮（唇頬側部のみ調査）の診査と口腔衛生習慣が 2 回調査された．少なくとも 1 歯以上の歯肉退縮をもつ者と歯肉退縮部位数は，5 年間で統計学的に明らかに増加した．歯ブラシの毛の硬さと 1 日のブラッシング回数は，5 年間で明らかな違いはなかったが，正しいブラッシングを行っている者は，26％から 87％に統計学的に明らかに増加した．歯肉退縮がある部位は，口腔衛生教育のレベルが上がり，ブラッシング習慣が改善したにもかかわらず増加した．

	ベースライン（1 年生のとき）	2 回目の調査（5 年後）	P Value（有意差）
口腔診査			
1 歯以上の歯肉退縮がある者（人数）とその割合（%）	11 （47.8）	19 （82.6）	0.001
歯肉退縮部位数	28	64	0.001
1mm 以下の歯肉退縮部位数	22	51	0.003
1mm より大きい歯肉退縮部位数	6	13	0.035
口腔衛生習慣			
1 日のブラッシング回数	2.8 ± 0.83	2.8 ± 0.74	NS
硬い毛先を使用している者（%）	21.7	4.3	NS
バス法あるいはロール法で磨いている者（%）	26.1	87	0.0005
プラーク付着の平均唇頬側歯面数	55 ± 16.6	40.3 ± 14.8	0.001
プラーク付着の平均唇頬側歯面数（歯肉退縮あり）	27 ± 11.9	10 ± 5.8	NS

NS：統計学的な有意差なし

（Daprile G, et al.：The evolution of buccal gingival recessions in a student population：A 5-year follow-u, J Periodontol, 78：611-614, 2007.）

す）．また，喫煙と飲酒の複合的な曝露によるオッズ比は，喫煙および飲酒の両方の曝露群でのオッズ比が 5.85 とさらに高くなった．患者群での喫煙および飲酒の曝露は癌が起こる前の曝露を調査しており，後向き研究となる（癌にかかった者はほとんどの者が喫煙や飲酒をやめるので癌に罹ったあとに聞いても意味がない）．

（4）コホート研究

　コホートとはある共通した特性をもった人間集団をいい，コホート研究は，ある特定の集団を経時的に追跡し，その集団からどのような疾病・死亡が起こるかを観察して要因と疾病との関連を明らかにする研究である．コホート研究は一般的に前向き研究（前向きコホート研究）であるが，何年にもわたる定期健診のデータがあった場合，疾病発生があった時点から，これを利用して過去にさかのぼって同じ集団を追跡することも可能なため，後向き研究（後向きコホート研究）も存在する．

　表 2-5 は，大学生 23 名の唇頬側部歯肉退縮の状況を 5 年間追跡調査した結果を示したコホート研究である．同じ対象者について初回時（ベースライン）と 5 年後に同じ調査を 2 回行って縦断調査しているので，研究方法は前向きコホート研究になる．

（5）患者対照研究とコホート研究の比較

　表 2-6 は，患者対照研究とコホート研究（一般的には前向きコホート研究）を比較したものである．対象の規模（調査対象者数）は，疾患群の選定が比較的簡単

表2-6　患者対照研究とコホート研究の比較　　　　　　　　※一般的な原則であり，例外もある.

	患者対照研究	前向きコホート研究	後向きコホート研究
対象の規模	小さい	大きい	大きい
研究期間	短い	長い	短縮できる
費用・労力	少ない	多い	中間
発生頻度の低い疾患	有効	困難	特殊な集団で可能
罹患率	計算不可能	計算可能	計算可能
相対危険度	推定値（オッズ比）	計算可能	計算可能
寄与危険度	計算不可能	計算可能	計算可能
バイアス※	大きい	少ない	ときにあり
結果の信頼性	低い	高い	中間

※バイアス（偏り）：測定の指標を真の値から歪めるもの．ここでいうバイアスとは，①研究対象が母集団を反映しない，②情報が正しくないなどをいう．

（松久保　隆，八重垣　健，前野正夫，那須郁夫，小松﨑　明，杉原直樹監修：口腔衛生学 2016．一世出版，東京，2016.）

な患者対照研究では小さく，コホート研究の場合では，その疾病の罹患率にもよるが，かなり大きくなる．研究期間については，患者対照研究が疾病発生後を研究のスタートとしているので，コホート研究より短くなる．費用・労力についても，もちろん対象の規模が小さく，研究期間が短い患者対照研究のほうが少ない．発生頻度の低い疾患（稀な疾患）をコホート研究で行おうとすると，発生頻度が低いほど対象集団を大きくしなければならず，経費・労力がかかってしまうため，患者対照研究のほうが適している．罹患率および発病率が計算できるのは，縦断調査により曝露から疾病発生について観察するコホート研究である．相対危険および寄与危険は疾病の発生頻度（罹患率）より求められるので，コホート研究では算出できるが，患者対照研究では計算できない．ただし，患者対照研究では相対危険の推定値であるオッズ比を算出できる．バイアス（偏り）とは，測定の指標を真の値から歪めるものであり，①研究対象が母集団を反映しない，②情報が正しくないことによる結果の歪みなどをいう．患者対照研究では，対象の規模が小さく，過去の曝露を調査するため，コホート研究よりもバイアスが大きくなる危険性がある．結果の信頼性は，患者対照研究よりバイアスをコントロールしやすいコホート研究のほうが高い．

5. 介入研究

　介入研究は実験疫学ともよばれ，人為的に曝露要因を操作して，疾病の発生や予後に変化があるかどうかを観察し，その曝露要因との関連性を明らかにすることを目的とした研究手法である．介入研究は，仮説の証明（因果関係の決定）を行うことを目的としている．野外試験，地域試験，臨床試験がある．

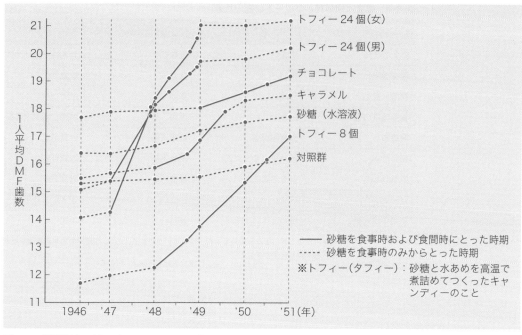

図2-6　野外研究の例：ビペホルム・スタディ
　スウェーデン，ビペホルムにある精神障害者施設入所者437名を対象として，口腔診査の後，初めの1年間は特にう蝕誘発性の食物を与えず，その後の4年間は対象者を分けて，食間および食事中に砂糖を与えて，う蝕の罹患を比較した．対照群では，毎年1人平均DMF歯数（DMF index）で0.34の増加があった．砂糖群（食事時に水溶液で摂取）は，対照群と比較したときにう蝕の増加に明確な違いはみられなかった．チョコレート群では，最初の2年間はう蝕の増加がほとんどみられなかったが，後半の2年間で明らかに増加した．キャラメル群のう蝕は増加した．トフィー8個群では，砂糖の含有量が低いにもかかわらず，キャラメル群よりもう蝕増加は大きかった．トフィー24個群は，すべての群の中で男女ともに最もう蝕増加が高かった．
　【結論】砂糖の消費はう蝕を増加させる．砂糖を食間時に摂取すると，う蝕活動性が増加する．砂糖を歯の表面に停滞しやすい形で摂取すると，う蝕活動性が増加する．同一条件下であっても，う蝕の活動性には個人差がある．

（Gustafsson B E, et al.：The Vipeholm dental caries study；the effect of different levels of carbohydrate intake on caries activity in 436 individuals observed for five years, Acta Odontol Scand, 11：232-364, 1954.）

ビペホルム・スタディと
医の倫理
この研究では，「同意の取れない精神障害者に対して介入を実施したこと」，「う蝕をつくるための介入をしたこと」，という2つについて人間を対象とする医学研究の倫理原則に反しています．このような研究は現在行うことはできません．

1）野外試験（野外研究）
　一般集団における健康な個人を対象として介入を加える研究方法である．
　図2-6は，スウェーデン，ビペホルムにある精神障害者施設入所者を対象としたう蝕誘発性の食品摂取とう蝕発病との関連を研究したビペホルム・スタディの結果を示した．この研究では，障害者施設という集団において入所者にう蝕誘発性の食品を人為的に摂取させるという介入を実施し，う蝕発病の縦断調査を行っているので，野外試験である．

2）地域試験（地域研究）
　地域全体を対象として介入を加える研究方法である．
　表2-7は，水道水フロリデーション（水道水フッ化物濃度調整）地域と非フロリデーション地域において，フッ化物添加10年後の子どものう蝕経験を比較した地域研究である．地域全体にフッ化物添加という人為的な介入が加えられており，同じような対照群（非添加地域）を比較することにより，水道水へのフッ化物添加

表2-7　地域試験の例：水道水フロリデーションによるう蝕予防効果

1944年6月，ニューヨーク州のニューバーグ市とキングストン市（ともにハドソン川の西岸にある人口約3万人の町）でベースライン（研究開始時に集められるデータ）として，う蝕の調査が行われた．DMF Indexは，ニューバーグ市0.206，キングストン市0.202であり，ほとんど変わらなかった．1945年5月にニューバーグ市の水道水にフッ化ナトリウム（フッ化物濃度として1.0〜1.2ppm）を添加し，キングストン市の水道水（フッ化物濃度として約0.1ppm）はそのままであった．1955年6月に歯科医による臨床診断とエックス線写真撮影により，う蝕の調査が行われた．エックス線の読影にあたっては，写真を無作為に並べかえて，読影者に地区を伏せて実施した．その結果，すべての年齢群でニューバーグ市のほうがう蝕は低くなった．

年齢（歳）	調査対象者数		10年後のDMFT Index	
	ニューバーグ	キングストン	ニューバーグ	キングストン
6〜9	708	913	0.984	2.337
10〜12	521	640	3.281	6.986
13〜14	263	441	6.101	11.703
16	109	119	9.752	16.487

（Ast D B and Schlesinger E R：The conclusion of a ten-year study of water fluoridation, 46：265-271, 1956. より）

表2-8　医薬品の臨床試験

第1相	初めての人（原則として健常人）に投与し，安全性と薬物動態を検討
第2相	患者を対象に安全性，有効性，用量を検討
第3相	対照より効くか否かを評価する（無作為化比較試験）
第4相	市販後に一般臨床医の協力を得て，有効性，安全性に関する情報収集が行われる

（松久保　隆，八重垣　健，前野正夫，那須郁夫，小松﨑　明，杉原直樹監修：口腔衛生学2016. 一世出版，東京，2016.）

により，どれだけう蝕予防効果があったかどうかを検討することができる．

3）臨床試験

　患者を対象として介入を加える研究方法であり，患者を対象にした治療法や予防法の効果判定のための実験のことをいう．新しい治療法や予防法を開発する場合，いくら動物や人の細胞・組織で好ましい結果が得られていても，完全に人への影響を知ることは不可能である．臨床試験はあらゆる治療法や予防法について行われるものであるが，特に代表的な医薬品についての臨床試験の段階（相，フェーズ）を示したのが表2-8である．

　第1相試験は，医薬品候補物質が初めて人に使用される段階の試験であり，安全性の確認を主な目的としている．通常は，男性の健康なボランティアを募って行われる．第2相試験は比較的少数の患者へ用いられ，安全性，有効性，用量を検討する．前期と後期に分割することもある．第3相試験は，既存の医薬品やプラシーボ（偽薬）と候補物質の無作為化比較試験を代表とする，比較臨床試験が行われる．ここまでの結果で安全性と効果が証明された場合に，候補となる物質は医薬品として市販される．第4相試験とは，市販後に一般臨床医の協力で行う大規模な臨床試験のことをいう．医薬品は，市販後に副作用やあるいは実際には有効性が低いことが明らかになる場合がある．

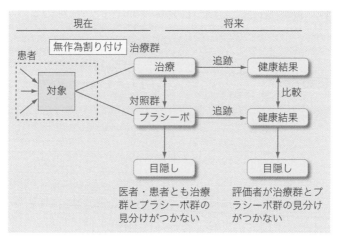

図 2-7　無作為化比較試験の流れ

(青山英康監修：今日の疫学　第 2 版. 医学書院, 東京, 2005.)

　臨床試験において，現在エビデンスレベルの最も高い研究方法といわれているのが，無作為化比較試験（ランダム化比較試験）である．**図 2-7** は，無作為化比較試験の流れを示した．特徴は，患者を①治療群と対照群にランダムに分けること（これを無作為化あるいはランダム化という），②治療群と対照群の健康結果を比較することである．

　この研究デザインでは，対照群の患者に対してもプラシーボ（偽薬）を用いて，自分が治療群か対照群かをわからなくする．**図 2-7** 中の目隠しとは，盲検化（ブラインドあるいはマスキング）のことをいう．これは，実験群だけに薬を投与すると，プラシーボ効果（患者が治療を受けていると思うだけで症状や病状が改善すること）やホーソン効果（他人から観察されていることを意識するだけで態度・行動が高まること）が，実験群だけで生じてしまい，健康結果が実験群でよくなるのを 2 つの群で調整するために対照群に対してもプラシーボ（偽薬）を用いるためである．

　また，評価する医者が，評価している患者がどちらの群か見分けがつかないようにする盲検化があり，これは評価者の主観を排除するために行う．患者がどちらの群に割り当てられたか患者本人に伏せれば一重盲検，医師と患者に伏せれば二重盲検（ダブル・ブラインド）である．さらに，解析者にも伏せれば三重盲検となる．ただし，実験方法によっては，盲検化が不可能な場合があり，無作為化比較試験では，盲検化が必須の条件とはならない．

　表 2-9 は，双子をコンピュータを用いて，ランダムに，一方を手用歯ブラシとデンタル・フロスを用いて口腔清掃を行わせる群（実験群），もう一方は，手用歯ブラシのみで口腔清掃を行わせる群（対照群）に分け，2 週間の介入を加え，健康結果として，両群の歯肉の出血部位数を比較した無作為化比較試験の研究である．この研究デザインでは，評価者の盲検化は可能であるが，患者の盲検化は不可能で

プラシーボ（偽薬）
本来は本物の薬のようにみえる外見をしていますが，薬理効果が全くない偽物の薬のことをいいます．疫学研究では，偽薬だけでなく見かけだけの全く効果のない治療も含めます．

表 2-9　無作為化比較試験の例：双子におけるデンタルフロスの治療効果の評価

12〜21 歳の 51 組の双子をコンピュータを用いて無作為（ランダム）に，毎日の口腔清掃に手用歯ブラシとデンタルフロスを用いる群と手用歯ブラシのみを用いる群の 2 つの治療群に分けて，開始前と 2 週間後でのプロービングによる出血部位数を比較した．その結果，開始前の出血の部位数では両群で違いはなかったが，開始 2 週間後では手用歯ブラシとデンタルフロスを用いた群で明らかに出血部位数が減少していた．

治療群	人数	調査開始時 出血部位数	2 週間後 減少部位数
手用歯ブラシ＋デンタルフロス	51	12.53 ± 0.76	4.80 ± 0.61
手用歯ブラシのみ	51	12.43 ± 0.76	−0.49 ± 0.61 *
有意差		なし	p ＜ 0.001

＊減少部位数がマイナスとは，出血の部位数が増えたことを示している．
（Biesbrock A et al. : Assessment of treatment responses to dental flossing in twins, J Periodontol, 77 : 1386-1391, 2007.）

ある．

─ スクリーニング（疾病と検査との関係）

　スクリーニング検査とは，迅速に実施できる試験や検査を用いることにより，無自覚な疾病を暫定的に識別することである．疾病のある者とない者を，ある限度をもってふるい分けることができる．スクリーニング検査は，あくまで外見的に良好な人々から，病気のあると思われる人々のふるい分けを目的とし，診断を目的としたものではない．

　図 2-8 は，スクリーニング検査の概念を示した．ある疾病あるいは健康異常の検査値において，正常者と有病者が図のように重なって分布している場合，ある検査値のある値以上の者で検査陽性（検査で反応を示すこと），それ以下の者で検査陰性（検査で反応を示さないこと）とするように設定した検査が，スクリーニング検査である．このとき，陽性と陰性を分けるある値をカットオフ値（カットオフポイント）という．

　表 2-10 に，スクリーニング検査の信頼性（得られた成績が信用できるか）の評価項目とその計算法を示した．患者で検査が陽性である者を真陽性，健康で検査が陰性である者を真陰性，患者で検査が陰性，健康で検査が陽性の者を，それぞれ偽陰性，偽陽性という．

　評価項目の敏感度，特異度，陽性反応適中度，陰性反応適中度は検査が当たった割合であり，偽陽性率および偽陰性率は検査が外れた割合を示している．偽陽性率が高いということは，健康な者を陽性としてしまう割合が多いということであり，患者を診過ぎということである．また，偽陰性率が高いということは，患者を陰性としてしまう割合が多いということであり，患者を見逃しているということである．

　スクリーニング検査では，敏感度と特異度がともに高いことが望ましいが，図中

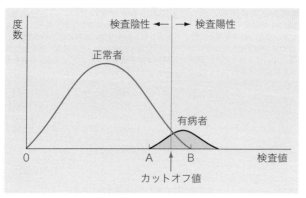

図2-8　スクリーニング検査

（松久保　隆，八重垣　健，前野正夫，那須郁夫，小松﨑　明，杉原直樹監修：
口腔衛生学 2016. 一世出版，東京，2016.）

表2-10　スクリーニングの信頼性の指標

	患者	健康	合計
検査陽性	真陽性 a	偽陽性 b	a＋b
検査陰性	偽陰性 c	真陰性 d	c＋d
合計	a＋c	b＋d	a＋b＋c＋d

敏感度（感度）：患者で検査陽性者の割合	a/(a＋c)
特異度：健康な者で検査陰性者の割合	d/(b＋d)
陽性反応適中度：検査陽性の者で患者の割合	a/(a＋b)
陰性反応適中度：検査陰性の者で健康な者の割合	d/(c＋d)
偽陽性率：健康な者で検査陽性の割合	b/(b＋d)＝1－特異度
偽陰性率：患者で検査陰性の割合	c/(a＋c)＝1－敏感度

（松久保　隆，八重垣　健，前野正夫，那須郁夫，小松﨑　明，杉原直樹監修：口腔衛生学 2016. 一
世出版，東京，2016.）

のカットオフ値を A や B に動かしてみるとわかるように，両方とも高くすること
は不可能である．このように，一方を高くするともう一方が低くなる関係をトレー
ドオフの関係という．

【例題】疾病の有無とスクリーニング検査の結果を表に示す.

	疾病あり	疾病なし
検査陽性	150	30
検査陰性	50	170

敏感度および特異度を求めよ.

【解答】

$$敏感度 = \frac{患者（疾病あり）で検査陽性者}{患者（疾病あり）} = \frac{150}{150＋50} = 0.75$$

$$特異度 = \frac{健康（疾病なし）で検査陰性者}{健康な者（疾病なし）} = \frac{170}{30＋170} = 0.85$$

参 考 文 献

1) Miquel Porta 編，日本疫学会訳：疫学辞典　第5版．（財）日本公衆衛生協会，東京，2010.

2) 日本疫学会編：疫学―基礎から学ぶために．南江堂，東京，1996.

3) 柳川　洋，坂田清美編：疫学マニュアル　改訂第6版．南山堂，東京，2003, 79-111.

4) 青山英康監修：今日の疫学　第2版．医学書院，東京，2005.

5) 松久保　隆，八重垣　健，前野正夫，那須郁夫，小松﨑　明，杉原直樹監修：口腔衛生学 2016. 一世出版，東京，2016.

6) Burt B A and Eklund S A : Dentistry, dental practice, and the community, Sixth ed., Elsevier Inc., 2005.

7) Fejerskov O and Manji F : Risk assessment in dental caries, In : Bader J, ed. Risk assessment in dentistry. Chapel Hill, NC : University of North Carolina Dental Ecology : 215-217, 1990.

8) Keyes P. H. : Recent advances in dental caries research. Bacteriology., *Int Dent J*, 12 : 443-464, 1962.

9) Dean HT and Elvove E : Further studies on the minimal threshold of chronic endemic dental fluorosis. Public Health Rep 1937 ; 52 : 1249-64.

10) 竹内光春：疫学的齲蝕発病理論について．歯科学報，61 : 61-70, 1961.

11) Eklund S A et al. : High-Fluoride drinking water, fluorosis and dental caries in adults. *JADA*, 114 : 324-328, 1987.

12) Ferreira Antunes JL, et al : Joint and Independent Effects of Alcohol Drinking and Tobacco Smoking on Oral Cancer: A Large Case-Control Study. *PLoS ONE*, 8: e68132, 2013

13) Daprile G, et al. : The evolution of buccal gingival recessions in a student population : A 5-year follow-u, *J Periodontol*, 78 : 611-614, 2007.

14) Gustafsson B E, et al. : The Vipeholm dental caries study ; the effect of different levels of carbohydrate intake on caries activity in 436 individuals observed for five years. *Acta Odontol Scand*, 11 : 232-364, 1954.

15) Ast D B and Schlesinger E R : The conclusion of a ten-year study of water fluoridation. 46 : 265-271, 1956.

16) Biesbrock A et al. : Assessment of treatment responses to dental flossing in twins. *J Periodontol*, 77 : 1386-1391, 2007.

3章 歯科疾患の指数

到達目標

❶指標と指数を理解できる.

❷う蝕の指数を説明できる.

❸歯周疾患の指数を説明できる.

❹口腔清掃状態の指数を説明できる.

❶─数量化と指数

　疫学研究では，健康事象と要因との関連性を明らかにすることを特徴としており，その関連性は，量・反応関係や相関関係をもとに判断される場合が多い．こうした統計処理をするためには健康事象や要因を数量化しておく必要がある．歯科分野の疫学研究においては，う蝕や歯周疾患の客観的測定方法が少ないこともあって，特に数量化あるいは指数化が重要な意味をもつ.

1. 数量化

　観察対象となる事象を数字に置き換えることを数量化といい，たとえばう蝕であれば，通常歯を単位としてその歯数または歯面数という数字の形で表現する.

　数量化に際しては，診断基準によってその根拠が明示されていなければならないことになる．特にう蝕や歯周疾患の診断には，主観的誤差を避け得ないのが現状であるため，診断基準がどのように明確に設定されているかが重視される.

2. 指標と指数

　疾病の状態などある物事の見当をつけるための目印を指標とよび，この事象の性質や程度を示す指標として，特定の方式で表した数値を指数という．一般的には，

ある現象や状態を1つの基準に対して比較できるように数字に置き換えることを指数化といい，置き換えた数字を指数（Index）という．指数には，測定できる複数の数量値から計算する簡単な比例数や，直接には測定できないために，ほかの測定可能な数量値で代用して求めるものなどがある．実際にはあまり厳格な規定はなく，現象や状態を標識するために使われる単純な数字に対しては広く指数という用語が使われている．

❷—う蝕の指数

1. う蝕の特徴

う蝕を数量的に表現するときには，ほかの疾患にみられない2つの特徴がある．
①う蝕には歯質そのものによる回復，つまり自然治癒はなく，蓄積性疾患である．そのために過去からの合計として評価せざるを得ないので，治療済みの過去の疾病までを含めてう蝕として扱うことが一般的で，う蝕経験とよぶ場合もある．
②一般の疾病は人を単位として数量化をはかるが，う蝕は人のみでなく歯または歯面を単位として数量化する場合が多いので，必要性に応じてこれらの統計単位を使い分けることができる．

2. う蝕の診断（検出）基準

1）う蝕の診断

う蝕の顕微鏡的初発段階を，臨床的に診断することは不可能である．従来，小窩裂溝う蝕を精密に検査する場合には，探針により sticky 感（粘性感）のあった場所から先をう蝕としていたが，この中にはう蝕でない場合もあった．表3-1 は4度分類表によるう蝕の診断と分類を示したものである．

そこで，WHO（World Health Organization；世界保健機構）の口腔診査法（Oral Health Surveys, 1971）において，以下のように改められた．

う蝕（Decayed tooth）の基準：未処置う蝕は，小窩裂溝や平滑面において，明らかな軟化底，または，掘削性のエナメル質の損傷，軟化した壁のある病巣とする．隣接面では，探針の先が，確実に損傷に進入しなければならない．疑わしい場合に

表3-1　4度分類表によるう蝕診断（検出）基準

C_1：表面的な小う窩で，探針による触診でう窩の存在，または歯質削除が認められたもの，明瞭な sticky fissure を含む．
C_2：う蝕性象牙質の存在が確実なもの．小窩裂溝部では探針が象牙質に達したと思われるまで（臼歯の咬合面では約2mm）嵌入するものを含む．
C_3：歯冠のおよそ 1/5 以上がう蝕のために崩壊している．または歯髄の露出，歯の変色，歯髄痛の存在から，う蝕に続発した歯髄炎または歯髄死が明瞭なもの．
C_4：残根状態やう蝕に付随した破折などから要抜去であることが明瞭なもの．

はう蝕としない．臨床的う蝕（clinical caries）は，う蝕進行の途中の1つの段階で，明らかなう窩（cavity）にまで進行した状態をいう．

う窩形成以前のう蝕，またはう蝕の初期の段階は，明確に診断することができないので，除外することにする．

次の場合はう蝕としないこととする．

①白斑および（または）チョーク様斑点．

②変色面，粗糙面．

③硬くて，かつ，着色した小窩または裂溝で，探針の先端に感知されても，明らかな軟化したう窩，または掘削性のエナメル質，または小窩裂溝の壁に軟化が認められない場合．

すなわち，明らかな軟化質を認める soft 感（軟性感）以上を臨床的う蝕とし，これを有する歯を未処置歯（Decayed tooth）とした．

2）根面う蝕の診断

根面う蝕（歯根面う蝕）はセメント-エナメル境（CEJ），あるいは根面に限局した軟化象牙質のあるう蝕である．次の3項目のいずれかをもつものを根面う蝕とすることが多い．

①根面部に限局したもの．

②歯頸部付近の充填物で，根面に原発したもの．

③原発部位が不明瞭な場合は修復物の1/2以上が根面部にあるもの．根面う蝕は成人期以降に発生し，日本人では50歳代がピークである．一般に女性より男性のほうが多く，上顎は前歯部，下顎は臼歯部に多発する．

根面う蝕の診断基準には次のようなものがある．

（1）根面う蝕診断基準（眞木 1992）[1]

（2）WHO 口腔診査法の基準（WHO 1997）[2]

（3）日本口腔衛生学会作業検討部会の基準（2000）[3]

（4）ICDAS Ⅱ（2005）[4,5]

3．WHO の診断基準

WHO において，テクニカルレポートの第3版（1987）から第4版（1997）[3] への改訂では，う蝕の診査基準における変更があった．特に大きな変更としては**表3-2** に示すように，診査器具がプローブ（探針）から CPI プローブになったことと，歯根面部のう蝕を別にしたことである．

歯冠部う蝕（Decayed crown）の基準

明らかなう窩，脱灰・侵食されたエナメル質，軟化底，軟化壁が探知できる小窩裂溝，平滑面の病変をう蝕とする．治療途中の仮封処置歯やシーラント塡塞がなさ

表3-2　う蝕の診査における第3版と第4版の比較（WHO）

項目	第3版	第4版
診査器具	平面歯鏡および探針	平面歯鏡およびCPIプローブ
診査部位	歯冠部	歯冠部および根面部
使用するコード	乳歯コードと永久歯コードの2種類	乳歯歯冠，永久歯歯冠，永久歯歯根の3種類
口腔診査票への記載	乳歯欄と永久歯欄	乳歯歯冠，永久歯歯冠，永久歯歯根の3つの欄

れているが病変のある歯もう蝕とする．歯冠がう蝕によって破壊された残根状態の場合は，歯冠原発のう蝕と判定し，歯冠う蝕のみを記録する．咬合面，頰舌面のう蝕を確認するためにCPIプローブを用いるべきである．少しでも疑わしい場合はう蝕としない．

　　根面う蝕（Decayed root）の基準

　病変部をCPIプローブで触診したとき，soft感あるいは皮革様感があればう蝕とする．う蝕が歯冠部から独立して存在し，根面のみの治療が必要なときに根面う蝕とする．歯冠と歯根の両方にまたがっているう蝕については，その発生部位と思われるほうをう蝕として記録する．発生部位の判定が困難なときは，う蝕は歯冠と歯根の両方に記録される．

WHOの診断基準では次の場合はう蝕としない．
　①白斑またはチョーク様斑点
　②金属のCPIプローブによる触診で，soft感がない変色や粗糙部位
　③脱灰・侵食されたエナメル質の徴候が視認できない，またはCPIプローブにより軟化壁，軟化底が探知し得ない着色した小窩裂溝
　④中等度および高度の歯のフッ素症における，暗黒色の光沢をもったエナメル質の硬い小窩様部分
　⑤病変の分布や既往，視診・触診に基づく診査により，摩耗により生じたと思われるもの

4. う蝕の表現方法

1）DMF

　1938年にKleinら[6]は，う蝕は蓄積性疾患であるから，永久歯列におけるう蝕の正確な罹患状態を知るためには総う蝕経験として把握すべきであるとして，DMFという用語の使用を提案した．
　D：Decayedの略，未処置う蝕．
　M：Missing（or extracted）because of cariesの略，う蝕による喪失歯，高度う蝕による要抜去歯を含める場合もある．
　F：Filledの略，う蝕による処置歯．

このD，M，Fに相当する歯または歯面を各人の口腔から検出し，下記の計算式で統計量を算出する．

$$DMF\ 者率 = \frac{D, M, Fのいずれかを1歯以上有する被検者の数}{被検者数} \times 100\ （\%）$$

$$DMF\ 歯率 = \frac{被検者におけるDMF歯の合計}{被検歯数（喪失歯を含む）} \times 100\ （\%）$$

$$DMF\ 歯面率 = \frac{被検歯面におけるDMF歯面の合計}{被検歯面数（喪失歯のそれを含む）} \times 100\ （\%）$$

$$DMFT\ 指数 = \frac{被検者全員におけるDMF歯の合計}{被検者数}$$

$$DMFS\ 指数 = \frac{被検者全員におけるDMF歯面の合計}{被検者数}$$

このDMFという用語を用いると，統計処理された永久歯う蝕の内容を明確かつ容易に表現できることからよく利用されるが，MとFとについては過去のう蝕のためであることを常に確かめる必要がある．しかし，Mについては実際に確認できないことも多いので，WHO（1987）では，30歳以上ではう蝕による喪失歯とう蝕以外の理由による喪失歯の両方が含まれるとしている．また，Dは保存治療の対象となる未処置う蝕の意味に，Mはう蝕原因の喪失歯のみでなく，抜去を指示された高度う蝕も含めて用いられることがある．

2）def と dmf

Gruebbel（1944）[7]は，DMFを乳歯列に適用しようとすると，Mがう蝕のために抜去されたのか，生理現象として脱落したのか不明なために，総う蝕経験量として評価することはできないが，口腔内で認められるう蝕のみの計算でも十分利用価値はあると主張した．小文字を使用したのは，永久歯列におけるDMFとの混乱を避けるためである．

  d；decayed deciduous teeth indicated for filling

  e；decayed deciduous teeth indicated for extraction

  f；filled deciduous teeth

$$def\ 者率 = \frac{d, e, fのいずれか一歯以上有する被検者の数}{被検者数} \times 100\ （\%）$$

$$def\ 歯率 = \frac{被検者におけるdef歯の合計}{観察された被検歯の合計} \times 100\ （\%）$$

$$d\ 歯率 = \frac{d歯数}{def歯数} \times 100\ （\%）\qquad e\ 歯率 = \frac{e歯数}{def歯数} \times 100\ （\%）$$

$$f\ 歯率 = \frac{f歯数}{def歯数} \times 100\ （\%）$$

　　def 指数では，検査時に口腔に存在しない歯はすべて除外される点に注意する.

　　これに対して dmf は永久歯列に用いた DMF と同じ解釈で，同じ指数を計算し，一般に生理的脱落の始まらない 5 歳未満の小児に対して用いられる.

3）学校保健安全法に基づく歯科健康診断

　　学校保健安全法に基づく歯科健康診断の基準を**表 3-3 〜 6** に示した.

表 3-3　歯式の欄

永久歯	記　号	説　明
現在歯	―, ／, ＼	現在萌出している歯は，斜線または連続横線で消す. 過剰歯は数えず，「その他の疾病及び異常」の欄に記入.
要観察歯	CO	視診では明らかなう窩のあるむし歯と判定できないが，生活習慣に問題があり，放置するとむし歯に進行すると考えられる歯. 学校での生活習慣改善のための保健指導を基本とし，必要に応じて地域の歯科医療機関における専門管理も併行して行う.
むし歯（D）	C	視診にて歯質にう蝕性病変と思われる実質欠損が認められる. 2 次う蝕も含む. 確定診断ではないので C_1, C_2, C_3 は全て C と記入. 治療途中の歯も C とする. 治療等のため受療が必要.
喪失歯（M）	△	むし歯が原因で喪失した歯. 乳歯には用いない. ※むし歯以外の原因で喪失した歯（例：矯正治療，外傷等）および先天性欠如歯は DMF の M には含まない
処置歯（F）	○	充塡，補綴（冠，継続歯，架工義歯の支台等）によって歯の機能を営むことができる歯.
シーラント処置歯	☺（補助記号）	健全歯の扱い. 歯式に記載の必要があれば☺の記号を使用する.
歯周疾患要観察者	GO	歯肉炎が認められるが，歯石沈着は認めず，生活習慣の改善と適切なブラッシング等の保健指導を行うことで改善が望める者.
歯周疾患要処置者	G	精密検査や治療等のため受療が必要な者.
歯石沈着	ZS（補助記号）	歯肉炎を認めないが歯石沈着がある者. G とせず，「0」と判定し，学校歯科医所見欄に「歯石沈着」あるいは「ZS」と記入し受療を指示する.
乳　歯	記　号	説　明
現在歯	―, ／, ＼	現在萌出している歯は，斜線または連続横線で消す.
要観察歯	CO	永久歯の要観察歯（CO）に準ずる.
むし歯（d）	C	永久歯に準ずる.
処置歯（f）	○	永久歯の処置歯の定義に準ずる.
要注意乳歯	×	保存の適否を慎重に考慮する必要があるとみとめられる乳歯.
サホライド塗布歯	⊕（補助記号）	CO と同様の扱いとするが，治療を要する場合には C とする. サホライド塗布歯であることを歯式に記載の必要があれば⊕の記号を使用する.
シーラント処置歯	☺（補助記号）	永久歯に準ずる.

（一般社団法人日本学校歯科医会：学校歯科医の活動指針平成 27 年改訂版）

表3-4　歯列・咬合および顎関節

		評価基準
0	異常なし	視診で異常がなく，口の開閉に障害がなく，本人から訴えもない．
1	要定期的観察	顎関節に何らかの異常や軽度の不正咬合が認められる場合や，顎関節に軽度の異常を訴えるような場合などで定期的観察が必要．
2	要専門医（歯科医師）による診断	顎関節の雑音，顎の偏位，開口制限などを伴う開口・閉口時の障害のある者，本人が口の開閉時に痛みを訴える者，かなり重度の不正咬合があって矯正治療を要すると判断される者，本人や保護者から矯正治療の相談の申し出のある者などで歯科医師による精密検査と診断が必要な者．

表3-5　歯垢の状態

		評価基準
0	ほとんど付着なし	歯垢の付着はほとんど認められない．
1	若干の付着がある	歯面の 1/3 以下に歯垢の付着があり，刷掃指導を要する．
2	相当の付着がある	歯面の 1/3 以上に歯垢の付着があり，刷掃指導を行わなければならない．場合によっては生活習慣に問題があって生活指導や健康相談を行う必要がある．

図3-1 は乳歯と永久歯のう蝕経験歯数の表し方を，DMF（def），WHO および学校保健安全法によるそれぞれの記載ごとに分類して示したものである．

4) ICDAS 基準（ICDAS II）

ヨーロッパ諸国を中心に，初期う蝕の処置の要否を判断するために考案されたう蝕の診断基準が ICDAS である．健診前の歯面のクリーニングや乾燥を前提とした新しいう蝕の検出方法である（表3-7）．

5) RID Index

Porter と Dudman（1960）[8] は，永久歯列，乳歯列，あるいは混合歯列にも共通に利用できるう蝕増量の数量化法を考案，発表した．RID はう蝕の比較増量（Relative Increment of Decay）の頭文字をとったものである．

一般に 1 年前後の a 時点と b 時点において歯面別に診査を行い，その状況を次の 4 種類に分類する．

N_1；健全歯面

N_2；う蝕に罹患した状態

N_3；充塡その他の治療済みの状態

N_4；存在せず

a, b の 2 時点の所見の変動は表3-8 に示した 16 組の組合せですべて表現される．う蝕増量に関与する変動は N_{1-2} と N_{1-3}，さらにこの期間中に萌出してう蝕となった N_{4-2} と N_{4-3} である．このうち N_{1-3} については，充塡時の予防拡大を考慮して真のう蝕増量を算出するため 0.8 を乗ずる．N_{4-3} については補正は行わない．

263-01582

表 3-6 歯肉の状態

		評価基準
0	異常なし	歯肉に異常のない者.
1	要定期的観察	歯肉に軽度の炎症徴候が認められる者で，定期的な観察が必要な者（注意深いブラッシングを行うことで，炎症徴候が消退する程度の歯肉炎の者）.
2	要専門医（歯科医師）による診断	歯科医師による診断が必要な歯周疾患の認められる者（歯肉炎，歯周炎の診断と治療を要する程度の歯周疾患のある者）.

診査時の状態				乳歯 def	乳歯 学校保健	永久歯 DMF	永久歯 学校保健
歯の位置	歯の位置に歯がある	現在歯	健全歯(う蝕も充填も認められない)		／		／
			う蝕に罹った歯：う蝕による充填(処置歯)	f*	／ ○*	F*	／ ○*
			う蝕に罹った歯：未処置歯：保存可能	d*	／ C*	D*	／ C*
			う蝕に罹った歯：未処置歯：要抜去歯	e*	／ X	Mi*	—
		除去歯(う蝕以外の理由での修復歯)		—	／	—	／
	歯の位置に歯がない	う蝕が原因で抜去された永久歯の喪失歯(乳歯含めず)		—	—	Me*	△
		その他の欠如歯	(未萌出の永久歯，外傷，先天性欠如，架工歯，歯周疾患・矯正のう蝕以外の原因で欠如している場合，永久歯のみに適用する)	—	—	—	△

注）Mi：Extraction indicated，う蝕が原因の要抜去永久歯
Me：Extraction previously，う蝕が原因で喪失した永久歯

図 3-1 う蝕経験歯数の表し方

1）う歯数（う蝕に罹患した歯の数，う蝕経験歯数）は，いずれの方式にも，*印を加算した数である．たとえば，1 人平均 def 歯数，1 人平均 DMF 歯数（一般・旧），1 人平均 DMF 歯数（WHO），同様に def 者率，DMF 者率のように使う．
2）う歯率の算出のような場合の被検歯数は，上記のう歯数＋健全歯数である．除外歯，その他の欠如歯は加えない．
3）学校保健では，若年者では△もう歯数に加えたほうが DMF 方式に近い値が得られる．

表 3-7 ICDAS 基準

歯冠う蝕のコード
小窩裂溝

コード 0	健全歯面（5 秒間エアで乾燥してもエナメル質の透明度に変化がない）
コード 1	エナメル質に最初の可視変化があるもの（5 秒間のエアでの乾燥で，白濁・褐色の変色が観察される）
コード 2	エナメル質に明瞭な可視変化があるもの（湿った状態で白濁・褐色の変色がある）
コード 3	エナメル質の限局的破壊で，象牙質の露出や陰影を伴わないもの（湿った状態で白濁・褐色の変色がある．視診で確かめる場合は，WHO/CPI/PCR プローブでエナメル質に明らかなう窩がある）
コード 4	エナメル質の限局的な破壊の有無に関わらず内部に象牙質の陰影が観察されるもの（う窩は隣接面から始まり，それ以外の歯面にう蝕の形跡がない場合は，コード 0 にする）
コード 5	肉眼的に明瞭に観察できる象牙質う蝕（湿った状態で，暗色化した象牙質がエナメル質から透けてみえる．WHO/CPI/PSR プローブの先端の球がう窩の開口部に入る）
コード 6	肉眼的に観察できる進行した象牙質う蝕（広範なう窩は少なくとも歯面の半分を覆い，歯髄に達していることもある）

表3-8　a，bの２時点間における所見の変動の組合せ

a時点での状態	b時点における状態			
	健　全	う　蝕	充　塡	存在せず
健　全	N_{1-1}	N_{1-2}	N_{1-3}	N_{1-4}
う　蝕	N_{2-1}	N_{2-2}	N_{2-3}	N_{2-4}
充　塡	N_{3-1}	N_{3-2}	N_{3-3}	N_{3-4}
存在せず	N_{4-1}	N_{4-2}	N_{4-3}	N_{4-4}

$$絶対う蝕増量 = N_{1-2} + N_{4-2} + (0.8)N_{1-3} + N_{4-3}$$

　aからbの期間にう蝕となる可能性のあった歯面は，N_{1-1}，N_{1-2}，N_{1-3} と N_{4-1}，N_{4-2}，N_{4-3} であるが N_{4-1} 以下は期間の途中で萌出したものであるから，危険期間は平均して1/2である．

$$う蝕となりうる面数 = N_{1-1} + N_{1-2} + N_{1-3} + \left(\frac{N_{4-1} + N_{4-2} + N_{4-3}}{2} \right)$$

　この両者の比が，その期間におけるう蝕増量歯面率となる．これが RID Index とよばれる．

$$RID\ Index = \frac{N_{1-2} + N_{4-2} + (0.8)N_{1-3} + N_{4-3}}{N_{1-1} + N_{1-2} + N_{1-3} + \dfrac{(N_{4-1} + N_{4-2} + N_{4-3})}{2}} \times 100$$

　この指数では，対象が個人であっても集団であっても，また歯列の種類にも関係なく，6カ月とか1年という期間における全体のう蝕活動性を同時に算出できる．

6) Tooth mortality rate

　検査された永久歯（喪失歯を含む）100歯あたりの喪失永久歯と抜去を指示された永久歯の合計で，機能喪失歯率と同じである．喪失原因はう蝕に限定されない．

$$Tooth\ mortality\ rate = \frac{喪失歯 + 抜去指示指数}{被検歯数（喪失歯を含む）} \times 100\ （\%）$$

7) Tooth fatality rate by dental caries

　う蝕に侵された永久歯100歯あたりの抜去歯と抜去を指示された歯の合計で，う蝕が原因による機能喪失歯率のことである．

$$Tooth\ fatality\ rate = \frac{M歯数（抜去を指示されたう歯を含む）}{DMF歯数} \times 100\ （\%）$$

歯科医療の供給状況の改善により減少することが明瞭であるため，歯科医療の供給程度，あるいはう蝕の早期発見即時治療の効果を知るのに有用な比例数である.

❸─歯周疾患の指数

歯周疾患とは，歯周組織（歯肉，歯根膜，歯槽骨，セメント質）の病変に対する総称であるが，実際には歯周組織の辺縁部にみられる病変を指しており，主に歯肉炎と歯周炎を対象としている.

1. 歯周疾患の評価の条件

歯周疾患は，歯肉と歯槽骨という硬軟両組織にまたがる疾患であり，最も典型的な症状として歯肉の炎症と歯槽骨吸収とが同時に認められる特性をもっている. 前者は治療処置によって回復しうる（reversible）性質のもので，後者は回復が難しい（irreversible）性質のものである.

このように歯周疾患の指数が備えるべきものとして以下が指摘されている.

①正当性（validity）：量的評価が正当であること.

②客観性（objectivity）：評価は客観的に行われ，客観性の高い資料が得られること.

③再現性（reproducibility）：誰が調査しても同一所見が得られること.

④比較性（comparability）：数量化によって群間比較や統計分析が可能であること.

⑤簡易性（simplicity）：評価が容易に実行できるものであること.

2. 全部診査法と部分診査法

口腔の全体を診査する方法（全部診査法；total mouth recording）がすべての情報を得る唯一の方法であるが，多人数を対象とする疫学調査の場合，それに要する人員と経費，所要時間は大きな負担である. 辺縁性歯周炎のように，口腔内で多発的に，あるいはある範囲に拡大して同時に出現するような疾患を対象とする場合には，口腔の一部のみを診査する方法（部分診査法；partial mouth recording）でもかなりの情報が得られることから，これが採用されるようになった. 部分診査法では，省力の大きさに比較して失われる情報量の少ないこと，また，診査部位の限定によって精査されることから，信頼できる資料が得られやすいなどの利点がある.

実際の部分診査法には，上下顎の片側あるいは前歯部というような連続する歯群を診査する方法と，不連続の4〜6歯を抽出して診査する方法（Index teeth）とがある. また，部分診査法には，口腔を6つに区分けしたそれぞれの歯群を単位として観察・評価する6分画法（Sextants）がある. 部分診査法によっても口腔全体

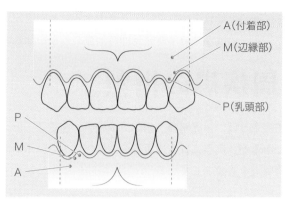

図 3-2　PMA Index の観察部位

を十分代表させ得ることが実証されており，むしろ大集団調査の際には，人手・時間の節約などの点からみて，部分診査法のほうが効率的であるといわれている．

3. PMA Index[9]

歯周疾患，特に歯肉炎の広がりを数量化した Index である．口腔清掃の効果判定など歯肉部の微妙な変化を継時的に観察したい場合などに適している．

1）特　色

①歯肉における炎症の広がり程度を評価している．
②ポケット形成や歯槽骨吸収など歯周組織の破壊程度は評価できない．
③若年者層（特に小児）の調査には有効であるが，成人・高齢者を含む全年齢層の調査には不向きである．
④基準や診査方法が簡易なため，広く用いられている．

2）診査部位と基準

前歯部 $\left(\dfrac{3\!\mid\!3}{3\!\mid\!3}\right)$ の唇側歯肉，または全歯 $\left(\dfrac{7\!\mid\!7}{7\!\mid\!7}\right)$ の唇・頰側歯肉を診査対象とするが，通常は前歯部のみを対象とする．

これらの対象歯の歯肉を，図 3-2 に示したように，P（乳頭部；Papillary），M（辺縁部；Marginal），A（付着部；Attached）に分け，評価は一歯ごとにその近心部の歯肉を観察し，炎症のある場合に 1 点を与える．

3）指数計算

個人 PMA Index＝対象歯の P，M，A 部位に与えられた点数の合計．前歯部診査の場合の最高値は $10_{(P)}+12_{(M)}+12_{(A)}=34$，全歯診査の場合は，$26_{(P)}+28_{(M)}+28_{(A)}=82$ となる．

$$集団\,PMA\,Index = \frac{個人\,PMA\,Index\,の合計}{被検者数}$$

4. Löe and Silness の Gingival Index (GI)

1）特　色

代表歯の周囲の歯肉炎の広がりと，発赤，腫脹，出血，排膿に代表される重症度を評点化したもの．Löe and Silness（1963）[10] により提唱された．簡易性と有用性の点で広く用いられている．

2）診査部位と基準

対象歯は，$\dfrac{6\quad 2\ \left|\ 4}{4\quad 2\quad 6}$　の6歯法

調査は，6歯の頬・舌側，近・遠心側の歯肉について行う．

評点：0 ＝炎症なし

　　　1 ＝軽度の歯肉炎

　　　2 ＝中等度の歯肉炎．表面の光沢化，発赤，腫脹がある．または，加圧により出血する．

　　　3 ＝高度歯肉炎．著明な発赤と腫脹がある．または，自然出血の傾向，あるいは潰瘍形成がある．

3）指数計算

頬・舌側，近・遠心側の平均がその歯の GI 値で，6歯の GI 値の平均が個人値である．

$$歯の\,GI = \frac{4\,歯面の点数の合計}{4}$$

$$個人の\,GI = \frac{歯の\,GI\,の合計}{被検歯数}$$

$$集団の\,GI = \frac{個人の\,GI\,の合計}{被検者数}$$

5. Russell の Periodontal Index (PI)

Russell（1956）[11] により，提唱された歯周疾患の指数で，フィールド調査の基準とエックス線検査を併用した場合の基準とがあり，WHO ではフィールド調査の基準が採用された．

表 3-9　PI における評価点数の基準

点　数	フィールド調査での基準	エックス線検査を併用した場合の基準
0	炎症も支持組織の破壊もない	エックス線所見は正常
1	軽度の歯肉炎はあるが，歯の全周を囲む形にはなっていない	
2	歯の全周に歯肉炎はあるが，上皮付着の明瞭な破壊はない	
4		歯槽骨頂に吸収像を認める
6	ポケット形成を伴う歯肉炎がある．歯肉が腫脹して深くなったのではなく，上皮付着の破壊によるものである．骨植は堅固で，歯の病的動揺もなく，咀嚼機能は正常である	歯槽骨の水平的喪失があるが，歯根長の½にまで達していない
8	歯周破壊が進行して咀嚼機能を喪失する．歯は弛緩，動揺あるいは挺出する	歯根長の½以上の骨喪失，または歯根膜腔が拡大して骨縁下ポケットが存在する

1）特　色

①歯肉炎の程度とともに，歯周組織の破壊程度も評価できる．

②全年齢層を対象とした調査や研究に用いることができ，特に集団の有病状況を把握するような疫学調査に適している．

③有用性が高いため，世界的に広く用いられている．

④歯周ポケットの評価が正確でない．

2）診査部位と基準

診査部位は，原則として口腔の現在歯全歯の歯周組織を対象とする．ただし，第三大臼歯を除く場合もある．

診査基準，一般のフィールド調査で用いる基準とエックス線検査を併用する場合の基準とがある．Russell の PI の基準を表 3-9 に示す．

3）指数計算

観察部位は全歯の歯周組織で個々の歯に与えられた点数の総和を，被検歯数で除して個人の PI 値とする．集団の PI 値は，個々の PI 値を合計し，被検者数で除す．

$$個人の PI = \frac{各歯の点数の合計}{被検歯数} \qquad 集団の PI = \frac{個人 PI の合計}{被検者数}$$

6. Ramfjord の Periodontal Disease Index (PDI)

PI の欠陥を補い，歯周疾患の評価には歯周ポケットの形成程度を最も重視すべきであるとの視点から，Ramfjord（ランヒョード）（1959）[12] により考案された．

1）特　色

①歯周ポケットの深さをセメント－エナメル境を基線として正確に計測する方法
が提案されている.

②特定6歯で全口腔を代表させる部分診査法を採用しており，これ以後提案され
た特定歯による部分診査法の基本となっている.

③歯周ポケット計測に熟練を要するなどのため，大標本の疫学調査には必ずしも
有用性が高いとはいえない.

2）診査部位と基準

特定歯6歯は，$\left(\dfrac{6}{4}\ \dfrac{1}{1}\middle|\ \dfrac{4}{}\ \dfrac{}{6}\right)$ の歯周組織を対象として，部分診査法基準に
従って診査し点数を与える．診査基準と評点は以下のようになる.

評点：0 ＝歯肉に炎症所見がない.

1 ＝歯の全周に及ばない軽度から中等度の歯肉炎.

2 ＝歯の全周に及ぶ軽度から中等度の歯肉炎.

3 ＝顕著な発赤と出血傾向，あるいは潰瘍形成を伴う高度歯肉炎．ここま
ではポケット底がすべてエナメル質にある.

4 ＝頰・舌側，近・遠心側の歯周ポケットを測定し，このいずれかで，ポ
ケット底が歯根面にあり，ポケット底からセメント-エナメル境まで
の距離が3 mm 以内のもの.

5 ＝ポケット底からセメント-エナメル境までの距離が3 〜 6 mm のもの.

6 ＝ポケット底からセメント-エナメル境までの距離が6 mm 以上のもの.

3）指数計算

特定6歯についての点数を合計し，被検歯数で除して PDI を得る.

$$個人の PDI ＝ \frac{特定6歯の点数の合計}{被検歯数} \qquad 集団の PDI ＝ \frac{個人 PDI の合計}{被検者数}$$

7. Gingival Bone Count（GB Count）

口腔に存在するすべての歯について，歯肉の炎症と歯槽骨の吸収という両者の観
点から歯周疾患を評価したものである．Dunning and Leach（1960）[13] により考案
された.

1）特　色

①臨床における口腔診査で歯肉炎（Gingival score）を，エックス線検査と臨床
所見から歯槽骨（Bone score）の状態を評価する.

②歯肉炎と歯槽骨の状態の和として歯周疾患を評価する.

2) 診査部位と基準

　診査部位は現在歯すべての歯肉と歯槽骨の状態である. 下記の基準に従って, 歯肉炎を 0 ～ 3, 歯槽骨の状態を 0 ～ 5 に評価し, 両者の和を GB count とする.

3) 指数計算

(1) Gingival Score

　それぞれの歯に以下の点数を与え, その和を被検歯数で除する. 1 歯あたりの算術平均値である.

　0；歯周歯肉に炎症を認めない.

　1；遊離歯肉部（乳頭と辺縁歯肉）に軽い炎症がある.

　2；付着歯肉に及ぶ中等度の歯肉炎がある.

　3；容易に出血する腫脹を伴う高度の歯肉炎がある.

(2) Bone Score

　それぞれの歯に以下の点数を与え, その和を被検歯数で除する. 算術平均値である.

　0；骨喪失を認めない.

　1；歯槽骨頂に骨吸収の初期像を認める.

　2；歯根長の約1/4の骨喪失, または歯根長の1/2を超えない深さのポケット形成.

　3；歯根長の約1/2の骨喪失, または歯根長の3/4を超えない深さのポケット形成.

　4；歯根長の約 3/4 の骨喪失, または歯根の先端にまで達するポケット形成. 歯の動揺は中等度.

　5；全部性骨喪失. 著明な歯の動揺.

　注）骨喪失量から推定される歯の動揺や咀嚼機能障害が実情とかなり違うときには, それぞれ歯の点数を 1 点上下させる.

　個人の GB Count＝Gingival Score＋Bone Score

$$集団の\ GB\ Count＝\frac{個人のGB\ Countの合計}{被検者数}$$

　まず, 臨床的検査で Gingival Score を, 次にエックス線所見と臨床所見の両者から Bone Score を与える. フィールド調査では左右臼歯部の咬翼フィルム所見で臼歯部を判定し, プローブでのポケット診査と動揺度から前歯部を判定し, Bone Score を算出してもよい.

263-01582

8. O'Leary の Gingival-Periodontal Index (GPI)

O'Leary（1967）[14] により，軍隊を対象とした歯周疾患の早期発見のためのスクリーニング法として開発された Index である．口腔内を 6 分画して診査する，いわゆる 6 分画法の基となったものである．

1）特　色
①診査，記録，評価は口腔内の 6 分画法を基本とした最初の Index である．
②成人群の歯周疾患のスクリーニング法として開発された．

2）診査部位と基準
口腔診査の対象は全歯であるが，一口腔内を右側上顎臼歯群，上顎前歯群，左側上顎臼歯群，左側下顎臼歯群，下顎前歯群および右側下顎臼歯群の 6 群に分けて，その 6 分画の各々について，下記の基準により最高点をその歯群に与える．

18〜14	13〜23	24〜28
48〜44	43〜33	34〜38

0：まったく異常なし．
1：軽度から中等度の歯肉炎はあるが歯の全周に及んでいない（歯肉炎による発赤，腫脹または正常の硬さの喪失）．
2：歯の全周に及ぶ歯肉炎がある．
3：顕著な歯肉炎あるいは歯肉の形態変化がある（急性歯肉炎，易出血性，潰瘍の存在，解剖学的歯冠の 1/3 以上に及ぶ辺縁歯肉の腫脹，歯間乳頭部のクレーター，歯肉のクレフト形成など）．
4：セメント-エナメル境界から根尖側に 1〜3 mm までの歯周ポケットがある．
5：3〜6 mm までの歯周ポケット．
6：6 mm 以上の歯周ポケットがある．
注）歯周ポケットの計測は歯の近心頬側隅角において行う．

3）指数計算
各部位の点数の和を評価できた歯群数で除したものが，GPI である．
なお，点数の 3 までを歯肉の状態，4 以上を歯周組織の状態として別々に評価し，それぞれの平均値を Gingival Index（GI），Periodontal Index（PI）として算出し，利用することも提案した．

今回改変された CPI では, 現在歯すべての歯周疾患の徴候を記録します. しかし調査者が旧バージョンの CPI 知見と比較したい場合には, 代表歯のみに限った分析もありえます (p.151 参照).

9. CPI (Community Periodontal Index)

これまで報告された歯周疾患の指数は, 歯周疾患の症状を適切に記録することが主なねらいであったが, CPITN (地域歯周疾患治療必要度指数) は症状の記録もさることながら, 集団の処置ニーズを計量することを最終的なねらいとして考案されていた. しかし, 近年は CPI (地域歯周疾患指数;WHO 1982)[15] として地域の歯周疾患の有病状況の比較に用いられることが多い. さらに, 2013 年には WHO が新しい口腔診査法のテキスト[16] を刊行し, CPI は 6 分画法および代表歯法から, 現在歯すべての歯周ポケットスコアの記録と歯肉出血が独立して診査に含まれ, 歯石の存在はそれ自体が疾病ではないので記録されないこととなった.

1) 特 色

① CPI プローブを用いて歯肉出血と歯周ポケットの 2 つの指標で評価する.
② 15 歳以上の全年齢層に適用できるように配慮されている.
③ 集団における歯周疾患の処置ニーズを計測できるため, 要処置者のスクリーニングあるいは集団保健指導に活用することができる.

2) 診査方法

(1) CPI プローブ

特別に設計された軽い金属製 CPI プローブで診査する. このプローブは先端が直径 0.5 mm の球状をなし, 先端から 3.5 mm と 5.5 mm の間に黒いバンドがあり, 先端から 8.5 mm と 11.5 mm の部位に刻みが入っている (図 3-3).

(2) プローブ操作 (probing) と歯肉出血の評価ならびに歯周ポケットの測定

CPI プローブの先端を歯肉と歯の間に注意深く挿入し, 出血反応の有無を評価する (図 3-4). 現在歯すべての歯肉について診査する. この際, プローブにかかる力 (プロービング圧) は 20 g を超えてはならない. プロービング圧を把握するために, 一般にトレーニングプローブを使用するが, プローブ先端を親指の爪の下にあて, その部分が白くなるまで力を加えて, 診査者に練習させたり, 鏡を使って自

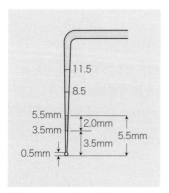

図 3-3 CPI プローブ

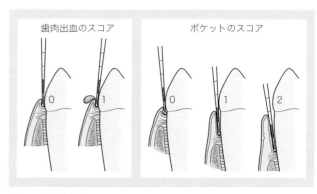

図 3-4 診査基準

分の前歯歯肉溝にプローブ先端を歯表面に沿ってきわめて軽い力でプローブを挿入するとよい.

プローブを歯肉溝内に挿入する際は, 根面の解剖学的形態に沿って, プローブ先端の小球を滑らせるようにするが, 患者が痛みを感じるようなら, プロービング圧が強すぎることを示唆している.

プローブの先端を歯肉溝あるいは歯周ポケット内へやさしく丁寧に挿入し, その全周にわたって診査する. たとえば, できるだけ第三大臼歯との接触点に近い, 第二大臼歯の遠心頬側ポケットにプローブを挿入する. このとき, プローブは歯軸と平行になるように保持する. その後, 頬側歯肉溝あるいはポケットに沿って, プローブをやさしく上下に動かしながら第二大臼歯の近心まで移動させる. 舌側面の診査も同様に, 第二大臼歯の遠心舌側から始める.

現在歯すべてをプロービングし, 該当欄にスコアを記入する. 15歳未満の若年対象者の歯周ポケットは記録しない.

3) 歯肉出血と歯周ポケットのスコアの評価基準

歯肉出血スコアと歯周ポケットスコアの評価基準を以下に示す (**図3-4**参照, **表3-10, 11**).

年齢群別 (子どもと成人) の歯肉の健康状態は, プロービング時出血のない (スコア0) 者とプロービング時出血のある (スコア1) 者の人数とパーセントで報告される. 歯肉の健康状態は出血した (スコア1) 歯と出血しなかった (スコア0) 歯のそれぞれの数とパーセントで記載される.

特定のポケットスコアを有する成人の罹患状態は, 以下の指標を用いて年齢群別に報告される.

・所見なし (スコア0) の者の数とパーセント

・4~5mm のポケットを有する (スコア1) 者の数とパーセント

・6mm 以上のポケットを有する (スコア2) 者の数とパーセント

歯周疾患の罹患強度は以下の指標によって示される (23).

・所見なし (スコア0) の現在歯の数とパーセント

・4~5mm のポケットを有する (スコア1) 歯の数とパーセント

・6mm 以上のポケットを有する (スコア2) 歯の数とパーセント

表3-10　歯肉出血のスコア

スコア	基　準
0	健全
1	プロービングによる歯肉出血

表3-11　ポケットのスコア

スコア	基　準
0	健全
1	ポケットの深さ4~5mm
2	ポケットの深さ6mm以上

※除外歯および歯がない場合は, 両者とも以下のスコアを記入する.
　9＝除外歯, X＝歯の存在なし

今回改変された CPI では，存在する全歯における歯周疾患の徴候を記録する．しかし，調査者が旧バージョンの CPI による実際の知見との比較に興味がある場合には，分析は代表歯のみに限って行ってもよいとされている．

❹—口腔清掃状態の指数

口腔内の清掃状態を表す歯垢・歯石の数量化は，1960 年代に入ると次々と考案されており，今日までに発表された指数の数は実に多い．これらの指数を分類すると 2 つに大きく分けることができる．1 つは歯垢・歯石の歯表面における付着程度を重視して数量化を試みた指数である．この中にはブラッシング指導に役立たせたり，また，ブラッシング効果の判定に用いることをねらった指数が含まれる．もう 1 つは歯周疾患の局所因子として，歯肉辺縁部における歯垢・歯石の局在性を重視して数量化を試みた指数である．

1. Oral Hygiene Index, Oral Hygiene Index-Simplified（OHI, OHI-S）

Greene と Vermillion は歯垢と歯石の付着状態から口腔清掃状態を判定する Oral Hygiene Index（OHI）（1960）[17] を報告し，引き続き 1964 年にはその簡易法 Oral Hygiene Index-Simplified（OHI-S）[18] を提案した．

1）特 色
①口腔清掃状態を評価するために，歯垢と歯石の歯表面における付着範囲を重視して数量化している．
②歯垢・歯石をそれぞれ別個に，また同時に組み入れた指数を算出できる．
③OHI は 6 分画による診査法を，OHI-S は，特定歯による部分診査法を採用しており，部分診査法の基本形が確立されている．
③OHI-S は若干低評価の傾向を示すが，大集団の場合は OHI を十分代用しうることが認められている．
④歯垢および歯石の検出は探針により行う．

2）診査部位
（1）OHI：6 分画による部分診査法

7〜4	3〜3	4〜7
7〜4	3〜3	4〜7

全歯の頬面と舌面を診査し，各分画の頬面・舌面について，それぞれの最高点をその分画の代表値とする．したがって，頬面・舌面が同一歯である必要はない．

〈Debris Index〉

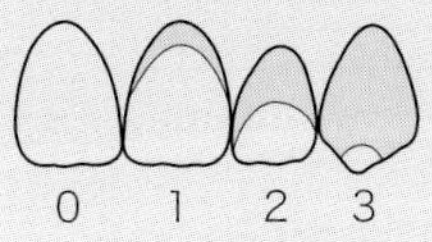

Debris の付着状態と点数

0　1　2　3

Debris に関する基準と点数

点数	基準
0	歯垢も外来性付着物も認めず
1	歯垢の付着範囲が歯面の 1/3 以内であるか，付着範囲に関係なく，歯垢以外の外来性着色付着物を認める
2	歯垢の付着範囲が歯面の 1/3〜2/3 に認められる
3	歯垢の付着範囲が歯面の 2/3 以上に認められる

〈Calculus Index〉

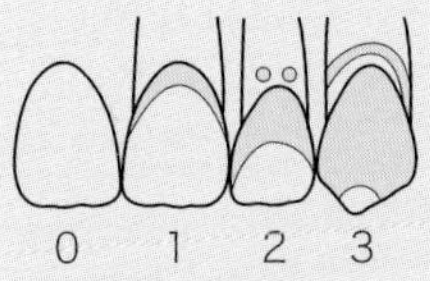

Calculus の付着状態と点数

0　1　2　3

Calculus に関する基準と点数

点数	基準
0	歯石を認めず
1	縁上歯石の付着範囲が歯面の 1/3 以内に認められる．縁下歯石はない
2	縁上歯石の付着範囲が歯面の 1/3〜2/3 であるか，縁下歯石が歯頸部に点在して認められる
3	縁上歯石の付着範囲が歯面の 2/3 以上であるか，縁下歯石が歯頸部に連続して帯状に認められる

図 3-5　OHI，OHI-S の診査基準と図解　　　　　　　　　　　(Greene & Vermillion)

（2）OHI-S：特定歯による部分診査法

特定の 6 歯面を対象とする．○印は舌面，無印は唇・頬面が診査対象歯面となる．

$$\left(\begin{array}{cc|cc} 6 & 1 & & 6 \\ \textcircled{6} & & 1 & \textcircled{6} \end{array}\right)$$

大臼歯部の被検歯は，実際には第二小臼歯の遠心に位置する歯とされ，第一大臼歯が喪失している場合は第二大臼歯あるいは第三大臼歯を代用し，中切歯が喪失している場合は反対側中切歯を代用する．また，対象歯が金属冠で修復されていたり，高度う蝕に罹患したり，外傷歯である場合は，対象から除外する．

3）診査基準

OHI，OHI-S ともに診査基準は**図 3-5** に示したように共通である．

4）評価方法

OHI の評価は**図 3-6** のように 1 口腔を 6 区分して，その箇所で最高度のスコアを区分数で割り，得られる Debris Index（DI）と Calculus Index（CI）の合計をOHI とする．

（1）OHI

$$個人の\ DI（歯垢指数）= \frac{歯垢点数の合計}{被検分画数}$$

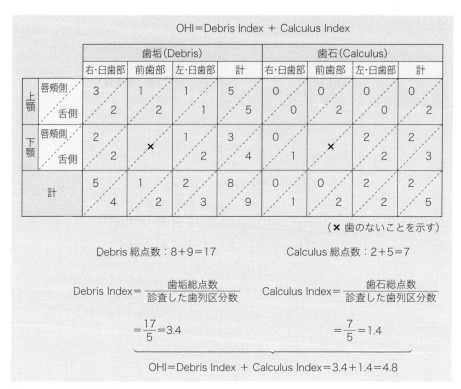

図3-6　OHI の評価方法

$$個人の CI（歯石指数）=\frac{歯石点数の合計}{被検分画数}$$

$$個人の OHI=DI+CI$$

$$集団の OHI=\frac{個人OHIの合計}{被検者数}$$

（2）OHI-S

$$個人の DI\text{-}S（歯垢指数）=\frac{歯垢点数の合計}{被検歯面数}$$

$$個人の CI\text{-}S（歯石指数）=\frac{歯石点数の合計}{被検歯面数}$$

$$個人の OHI\text{-}S=DI\text{-}S+CI\text{-}S$$

$$集団の OHI\text{-}S=\frac{個人OHI\text{-}Sの合計}{被検者数}$$

表 3-12　Quigley and Hein の PlI の診査基準

点　数	基　準
0	歯垢の付着なし
1	歯肉縁に沿って点状に付着
2	歯肉縁に沿って線状に付着
3	歯面の歯肉側 1/3 以内に付着
4	歯面の歯肉側 1/3 〜 2/3 の範囲に付着
5	歯面の歯肉側 2/3 以上に付着

2. Quigley and Hein の Plaque Index（PlI）

Quigley and Hein（1962）[19] により，歯の唇・頰面と舌面の歯頸部を中心とした歯垢の付着状態を評価するために考案された指数である．

1）特　色
①口腔清掃の効果判定などの臨床試験に有用である．
②歯垢染色剤を用いる．

2）診査部位と基準
原法は前歯部のみを対象としているが，全歯の唇・頰面および舌面を診査対象とする場合もある．その診査基準は**表 3-12** に示した．
歯垢染色剤を用いて染め出された歯垢の付着状態をこの基準に従って診査し，点数を与える．

3）指数計算

$$個人の PlI = \frac{各歯の唇・頰面および舌面の点数の合計}{被検歯面数}$$

$$集団の PlI = \frac{個人の PlI の合計}{被検者数}$$

3. Silness and Löe の Plaque Index（PlI）

Silness and Löe（1964）[20] により，歯肉炎の局所因子としての歯垢を評価するために考案された．

1）特　色
①歯表面における歯垢の広がりの範囲よりも，歯肉に接している歯垢の付着程度を重視している．
②歯垢付着の範囲と量を同時に組み入れた指数である．

表3-13　Silness and Löe の PlI 診査基準

点　数	基　　　　　準
0	歯垢を認めず.
1	歯肉縁部にプロービングによって検出し得る程度または歯垢染色剤によって確認できる薄い膜状の歯垢が付着している.
2	歯肉縁部に肉眼でも認めうる歯垢が付着している.
3	歯肉縁部に多量（1〜2mm）歯垢が付着している.

2）診査部位と基準

特定 6 歯 $\left(\dfrac{6\quad 2}{4}\Bigg|\dfrac{4}{2\quad 6}\right)$ の近心，遠心，唇・頰側，舌側の 4 歯面を診査単位とする.

スコアと診査基準を**表3-13**に示す.

特定 6 歯の 4 歯面における歯垢の付着状態をこの基準に従って診査し，点数を与える.

3）指数計算

歯面の PlI ＝各歯面それぞれの点数

歯の PlI ＝ $\dfrac{4\text{歯面の合計}}{4}$

個人の PlI ＝ $\dfrac{\text{歯のPlIの合計}}{\text{被検歯数}}$

集団の PlI ＝ $\dfrac{\text{個人のPlIの合計}}{\text{被検者数}}$

4. Patient Hygiene Performance（PHP）

患者の口腔清掃の実行度をみるために OHI-S の Debris Index を発展させ，歯垢の付着状態をより詳しく評価するために Podshadley and Haley（1968）[21] により考案された.

1）特　色

①『患者の口腔清掃実行度』とよばれているように，ブラッシングによる清掃効果などを詳しく評価できるので，歯科保健指導に活用できる.

②歯垢染色剤を用いる.

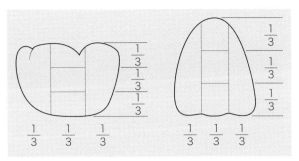

図 3-7　PHP の診査部位

2）診査部位と方法

　OHI-S と同じ特定の 6 歯面を対象とする．○印は舌面，無印は唇・頬面が診査の対象である．

$$\frac{6}{ⓢ} \quad \frac{1}{} \quad \bigg| \quad \frac{1}{} \quad \frac{6}{ⓢ}$$

　図 3-7 に示したように各歯面を近遠心的に 3 分画し，さらに中央部を歯頸側・中央・咬合面側に 3 等分した 5 部位を診査部位とする．

　歯垢染色剤で歯垢を染め，染め出された部位に 1 点を与える．したがって，1 歯あたりの最高点は 5 点となる．

3）指数計算

$$個人の PHP = \frac{各歯面の点数の合計}{被検歯面数}$$

$$集団の PHP = \frac{個人の PHP の合計}{被検者数}$$

5. O'Leary の Plaque Control Record（PCR）

　O'Leary, Drake と Nayor（1972）[22] による歯垢の評価法．特に，プラークコントロールの評価に用いられる．前歯，臼歯を問わず，歯面を近・遠心隣接面，頬舌面の 4 面に分割し，それぞれの歯面の「歯肉に接した部分」に付着した歯垢を判定し，付着した歯面数の検査歯面に対する割合を求めて，個人のプラークコントロールの到達度とした．

1）特　色

①歯を 4 歯面に分画して，歯垢の付着部位を図示する簡単な表現方法が採用されている．

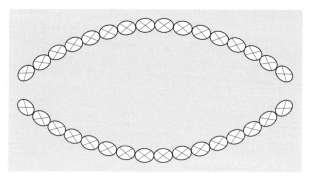

図3-8　O'Leary の PCR 評価に用いるチャート

②それぞれの歯面の『歯肉に接した部分』に付着した歯垢を判定する.
③歯科保健指導に有用性が高い.
④歯垢染色剤を用いる.

2) 診査部位と方法

　現在歯を対象とし，各歯を近心，遠心，頬（唇），舌の4歯面に分け，それぞれの分画歯面を診査単位とする.

　歯垢染色剤によって歯垢を染め，プローブで歯頸部に付着した歯垢を確認したら，**図3-8**に示したチャート上の該当部位に「あり（−）」を記入する.

3) 指数計算

$$個人の PCR（\%）= \frac{歯垢の検出された分画歯面の合計}{被検分画歯面数} \times 100$$

❺—不正咬合と歯列不正の指数

　不正咬合と歯列不正に関する指数については，これまで数多くの報告がなされてきたが，集団を対象とした疫学的な調査に適したものはいまだにないというのが現状であろう．しかし，学校保健の分野では，定期健康診断の項目に不正咬合と歯列不正のスクリーニングとして「歯列・咬合・顎関節」の記載がある．1997年にはWHOのOral Health Surveys（第4版）にも「顎顔面の異常（咬合異常）」の診査項目が新たに採用されている.

1. 顎顔面の異常（咬合異常）

　WHOは1997年のOral Health Surveys（第4版）[2]において咬合異常の分類として，Dental Aesthetic Index（DAI, 1986）を採用し，通常は，乳歯が存在しない

12歳以上の年齢群を対象とした基準を設定した.

（1）切歯，犬歯，小臼歯の欠損歯

上下顎永久歯の切歯，犬歯，小臼歯の欠損歯数を数える．この場合，右側第二小臼歯から左側第二小臼歯へ向かって順次現在歯を数えていく．上下歯列とも現在歯は10本のはずであるから，10本より少ないとその差が欠損歯数である．前歯部に欠損があるときは，審美的理由で抜歯されたかどうか，その既往を尋ねる必要がある．歯の欠損部位に空隙が認められない場合，乳歯が残存しているために後続永久歯が萌出していない場合，あるいは切歯，犬歯，小臼歯の欠損部位に固定性の補綴物が装着されている場合には欠損歯数として記録しない.

（2）切歯部の叢生

上顎，下顎のどちらも切歯部の叢生評価を行う．切歯部の叢生は，左右犬歯間に相当するスペースに4本すべての切歯が正常に排列しているかどうかで評価する．つまり，叢生では捻転したり，正常な位置から転位している歯が存在する．切歯部の叢生の有無を以下のように記録する.

0．叢生なし

1．片顎のみの叢生

2．上下顎の叢生

（3）切歯部の空隙

上顎，下顎のどちらも切歯部の空隙を診査する．切歯部で測定するとき，4切歯の正常排列に必要な量以上のスペースが左右犬歯間にあるかどうかで空隙を評価する．実際には，隣在歯と接触していない切歯が1歯以上存在する場合に『空隙あり』と記録する．乳歯が脱落したばかりの空隙は，後続永久歯がすぐに萌出してくるようであれば記録しない．切歯部の空隙の有無を以下のように記録する.

0．空隙なし

1．片顎のみの空隙

2．上下顎の空隙

（4）正中離開

上顎中切歯間の正常な接触点間の空隙量で正中離開を評価する．中切歯の両近心面間の距離を計測し，ミリメートル単位の整数値（近いほう）で記録する.

（5）上顎前歯部の最大偏位

偏位は捻転，あるいは正常歯列からの転位としてみられる．上顎歯列弓の4切歯を調べ，最も偏位している部位を特定し，その部位と隣接歯との間の最大偏位量をCPIプローブを用いて計測する（図3-9）．プローブの先端を最も舌側に転位または捻転している切歯診面に接触させ，咬合平面に並行かつ正常歯列弓に直角に保つ．偏位量はプローブの目盛りからミリメートル単位で読み取ることができる．記録は整数値で行う.

（6）下顎前歯部の最大偏位

下顎歯列の測定も上顎と同様に行う．隣接歯間の最大偏位部を特定し，上記の方

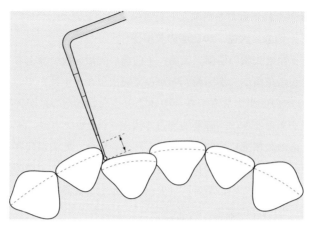

図 3-9　CPI プローブを用いた上顎歯列の前歯部偏位の測定

法に従って計測する.

(7) 上顎前歯部オーバージェット

中心咬合位における切歯間の水平的関係を評価する. 最も突出している上顎切歯の唇側切縁隅角から対応する下顎切歯唇面までの距離を, CPI プローブを咬合平面に平行に保ちながら計測する (図 3-10). 最大オーバージェット量をミリメートル単位の整数値で記録する. 上顎の中切歯がすべて欠損している場合や反対咬合の場合には記録しない. また, 切端咬合の場合にはスコアは 0 となる.

(8) 下顎前歯部オーバージェット

たとえば交叉咬合のように, 下顎切歯が 1 本でも上顎前歯より前方もしくは唇側に突出している場合, 下顎前歯部オーバージェットを記録する. 下顎の最大オーバージェット (下顎前突), あるいは交叉咬合はミリメートル単位の整数値で記録する. 計測は上顎前歯部オーバージェットと同様に行う (図 3-9 参照). 下顎切歯が捻転しているために, 切歯の一方の切端が交叉咬合になっている (つまり上顎切歯より唇側にある) が, 他方の切端は交叉していない場合には下顎前歯部オーバージェットは記録しない.

(9) 前歯部の開咬

1 部位であっても, 対合する上下顎切歯間に垂直的な被蓋がない場合 (開咬) には, CPI プローブを用いて開咬量を測定する. 最大開咬量をミリメートルの整数値で記録する (図 3-11).

(10) 臼歯の近遠心関係

通常, 上下顎第一大臼歯の咬合関係について評価する. 第一大臼歯が一方または両方欠損している場合, 完全に萌出していない場合, 広範囲なう蝕や充塡のために形態が変わってしまった場合には, 第一大臼歯を使わずに, 犬歯と小臼歯部位の咬合関係で評価する. 咬合関係は左右両側を評価し, 正常な咬合関係から大きく外れているほうを記録する.

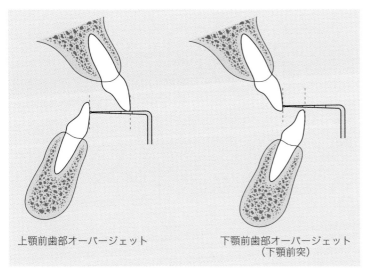

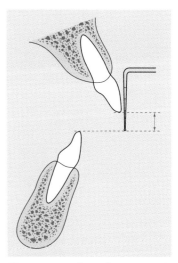

図3-10　CPIプローブを用いた上顎前歯部オーバージェットと下顎前歯部オーバージェットの測定

図3-11　CPIプローブを用いた前歯部開咬の測定

以下のコードを用いる（**図3-12**）.

0.　正常
1.　半咬頭：下顎第一大臼歯が正常な対合関係から，近心あるいは遠心に半咬頭ずれている場合
2.　1咬頭：下顎第一大臼歯が正常な対合関係から，近心もしくは遠心に1咬頭以上ずれている場合

2. Angleの不正咬合の分類法[23]

　多くの欠点のあることが指摘されながらも，基準が明快であるために，不正咬合についての集団調査では採用されることが多い.
　上顎第一大臼歯を中心として，それに対する下顎歯の咬合関係から判定する.
　Class Ⅰ：上下顎歯列弓の近遠心関係は正常で，個々の歯に位置異常がある場合.
　Class Ⅱ：下顎歯列弓が上顎歯列弓に対して正常より遠心に咬合する場合.
　　Division1；両側性下顎遠心咬合で，上顎歯の前突があり，口呼吸を伴うもの.
　　Subdivision1；上記の片側性のもの.
　　Division2；両側性下顎遠心咬合で，上顎前歯の後退があり，正常の鼻呼吸をするもの.
　　Subdivision2；上記の片側性のもの.
　Class Ⅲ：下顎歯列弓が上顎歯列弓に対して正常より近心に咬合する. 両側性のもの.
　　Subdivision；片側性のもの.

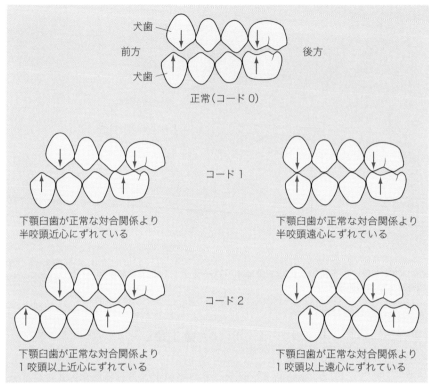

図 3-12 臼歯の近遠心関係の評価
この一部はわが国で実施された歯科疾患実態調査（1999）にも採用されている.

集団についての調査所見としては，各々の Class の不正咬合の有病者率と合計しての不正咬合者率が求められる.

❻─歯のフッ素症指数

1. Dean の歯のフッ素症の分類

歯のフッ素症（dental fluorosis）に関しては，Dean（1934）[24] の分類法が国際的に用いられ，WHO の Oral Health Survey（1977）にも採用されている．Dean の分類法を**表 3-14** に示したが，疫学上のスコアリングによる歯のフッ素症指数 CFI の算出ができるようになっている．すなわち，Normal：0，Questionable：0.5，Very Mild：1，Mild：2，Moderate：3，Severe：4 のスコアが与えられるようになっている．フッ化物が過量であると，歯のフッ素症の発現が問題となることから，水道水にフッ化物を添加しようとする際，う蝕の予防に有効な至適フッ素濃度を決めることは，きわめて大切なことである．

表 3-14　Dean の歯のフッ素症（フッ素症歯）の分類基準（1934）

questionable	0.5
very mild	1
白濁部が前歯の 25% 以下.	
着色はみられない.	
mild	2
白濁部が少なくとも歯面の 50% 前後を占める.	
着色がみられることがある.	
moderate	3
白濁部が歯面のほとんどにおよぶ. 小さな凹陥部（pitting）の	
みられることもある.	
着色のみられることがある.	
severe	4
不連続あるいは合流した pitting 形成.	
エナメル質形成不全著明.	
着色も著明なものが多い.	

2. 地域フッ素症指数

　Dean と McKay（1939）[25] は，その地域全体の住民の生理作用にフッ化物が疫学的にどの程度の影響を与えているかを示す指標として地域フッ素症指数（Community Fluorosis Index；CFI）を発表した. すなわち，被検者のフッ素症歯を Dean の分類に従って点数をつけ（0〜4点），各階級の人数をそれに乗じ，その総和を被検者総数で割って得た値を CFI とする.

$$CFI = \frac{点数 \times 各階級の人数}{被検者総数}$$

　そして，CFI：0.4 を negative borderline とし，0.4 以下をフッ化物の歯に対する影響を無視しうる地区であり，この範囲ならば水道水フロリデーションを実施しても差し支えないとしている. さらに，CFI：0.6 を positive borderline とし，0.6 以上は水道水のフッ化物を除去または減少する必要があるとした.

3. その他のエナメル斑の分類

　フッ化物以外の要因によるエナメル斑の分類を表 3-15 に示した. これらの中にはフッ化物の影響と重なるものもあるため，診断には注意を要する.

❼―その他の歯科保健指標

　これまで述べてきた項目以外にも，歯科保健に関する指標としてう蝕以外の酸蝕症や咬耗，摩耗などの歯の実質欠損（Tooth Wear）を表す指数や口腔の健康度を表す指数のほかに，咀嚼・咬合に関するものや歯の欠損状態を表現したもの，さらには口腔内の健康状態を反映したものなど多岐にわたる指標が使われている.

表3-15 エナメル斑の分類

エナメル斑 （Enamel mottling）	種　類	発現要因	影　響	影響の時間	発現部位（歯種）の特徴
歯のフッ素症, フッ素症歯 （Dental fluorosis）	Ⅰ型 （F型）	飲料水由来フッ素 大気由来フッ素（?） 食品由来フッ素（?）	全身的影響による. 歯の萌出前の影響	歯の石灰化の時期 （出生から8歳頃まで）	全歯種に発現する可能性あり.特に前部唇面顕著
突発性白斑 （Idiopathic enamel opacities Idiopathic mottling）	Ⅱ型 （IM型）	発疹性熱性疾患,重症感染症,クル病,上皮小体機能減退症,代謝性疾患など,	全身的影響による. 歯の萌出前の影響	歯の石灰化の時期	特に上顎前歯部唇面と第一大臼歯に顕著
乳歯障害性エナメル斑 （Injury spots）	Ⅲ型 （IS型）	先行乳歯の感染（膿瘍）あるいは乳歯根による外傷性の石灰化障害	局所身的影響による.歯の萌出前の影響	歯の石灰化の時期,あるいは石灰化完了後	前歯部および小臼歯部に顕著.小臼歯で減形成を伴っているものが多い
脱灰性白斑 （White spots）	Ⅳ型 （WS型）	歯垢による脱灰性白斑,あるいは工場環境などにおいて発生する酸による脱灰性白斑	局所的影響による.歯の萌出後の影響	歯冠の形成完了後	全歯種に発現の可能性あり.特に歯垢の堆積部位

（高江洲, 1977）

1. 歯の実質欠損の指数

　歯の実質欠損指数に関しては，日本歯科医師会の歯の酸蝕症の診断基準[26]やLussi 1996[27]の酸蝕指数をはじめ，日本国内外で数多く報告されている．

2. 口腔の健康度を表す指数

　口腔の健康度を表現する指数として，SladeとSpencer 1993のOral Health Impact Profiles（OHIP）[28]や森田[29]，河村[30]，神原[31]らの考案したものがある．

3. 歯の支持様式の指数

　上下顎の歯の支持様式から咬合状態を分類したものである（**表3-16**）．特に老年者の口腔内の状態を表現する場合によく用いられる．

表3-16　Eichner分類[32]
咬合状態（Eichner Index）

Class A　4つの支持域すべてに対合接触がある.
□ A1：上下の全歯がそろっているもの.
□ A2：片顎には欠損がないが，対顎には限局的な欠損があるもの.
□ A3：上下顎に欠損が存在するが，4つの支持域すべてに支持があるもの.
Class B　4つの支持域すべてには対合接触がないもの.
□ B1：4つの支持域のうち，1つに対合接触がないもの.
□ B2：4つの支持域のうち，2つに対合接触がないもの.
□ B3：4つの支持域のうち，3つに対合接触がないもの.
□ B4：4つの支持域には対合歯がなく，支持域外（前歯部）に対合接触がある.
Class C　咬合接触が全くないもの.
□ C1：上下顎に残存歯が存在するが，対合接触がないもの.
□ C2：片顎は無歯顎であるが，対顎には残存歯が存在するもの.
□ C3：上下顎ともに無歯顎のもの.

4. 咀嚼能力または能率を表現する指標

　咀嚼とは，食物を口腔内に摂取して，咬断および磨砕し，唾液とよく混和して飲み込みやすい食塊を形成し，嚥下するまでの一連の動作をいう．このためには，歯，舌，歯周組織，口腔粘膜および筋組織，口唇・口蓋など，口腔をつくるあらゆる器官が正常に機能する必要がある．このうち，食物を粉砕する能力または能率を中心として，指標化された方法がいくつかある.

1）篩分法による咀嚼能力の測定（石原らの方法）[33]

　ピーナッツなどを一定の回数でかませて，粉砕されたものを篩上に置き，篩の目より小さなものを水で洗い流し，残ったものの重量を量り，それを正常な人のものと比較する．残ったものが少なければ少ないほど咀嚼能率が高い.

2）チューインガムによる咀嚼能力の測定

　チューインガムの咀嚼前後の重量変化で，咀嚼能力を測定する方法が提案されている.

3）食片の表面積の増加状況による測定

　細かいほど表面積は多く，咀嚼能率が高い.

4）筋電図より測定

　咀嚼時の活動電位を咀嚼前，食品間で比較する.

5) プレスケール® による測定

フィルムをかみ，圧力・面積・バランスを測定するものがある.

6) 質問票や問診により咀嚼能力を推定する方法 [34, 35]

高齢者や欠損歯数の多い人に対しては，質問紙の配票や問診による評価から咀嚼能力を推定する方法がある.

5. 摂食・嚥下障害のスクリーニングテスト

表3-17に摂食・嚥下障害のスクリーニングテストとその判定の基準を示した.

1) 反復唾液嚥下テスト（repetitive saliva swallowing test ; RSST）[36, 37]

反復唾液嚥下テストは被検者の喉頭挙上を触診し，30秒間に何回嚥下が行われるかを診査する方法である. この方法には3つの特徴がある. 1つ目は，患者自身の唾液を嚥下させることで評価するため，テストそのものが患者に負荷をかけず安全，かつ特別な道具が必要ないということである. 秒針のついた時計かストップウォッチがあれば，どこでも実施することができる. 2つ目は，嚥下反射の回数で評価するために，経時的な変化をとらえやすいことである. これは，急性期から回復期にかけて嚥下機能が大きく改善していく経過を定量的にとらえたり，嚥下訓練の効果を評価することにも有効な評価となる. 3つ目は，随意的な嚥下反射による喉頭挙上で判定する方法のため，意識障害や認知症，失語などによって指示が理解できない場合は評価ができないということである. 実際に食物を摂取させて嚥下機能を評価する方法ではないため，嚥下が機能的にできないのか，嚥下自体はできるものの指示が入らずに0回になってしまったのかを必ず判断する. また，ほかのスクリーニングテストと比較して難易度が高く，2回以下であるからといって必ずしも嚥下障害があるとはいえない. よって，その他のスクリーニングテストや食事観察・身体所見などと合わせた使用をすべきである.

2) 水飲みテスト（water swallowing test，窪田の方法）[38]

30 mL の常温の水を患者に渡し，「この水をいつものように飲んでください」と指示をして患者自身に飲んでもらい，水を飲み終えるまでの時間やその様子を観察して評価を行うスクリーニングテストである. この方法は嚥下障害の患者にとって最も誤嚥しやすい液体を多量に自己摂取させて評価するものであるため，重症例には用いない. そのため，臨床所見やほかのスクリーニングテストから多量に誤嚥する可能性が低い場合に実施する必要がある. つまり，常食を摂取しているが食事時にたまにむせることがあるなどの軽度嚥下障害例で実施する.

表 3-17　摂食・嚥下障害のスクリーニングテスト

名　称	方　法	判定基準	意　義
反復唾液嚥下テスト（RSST）	口腔内を湿らせた後に，空嚥下を 30 秒間繰り返す	30 秒で 2 回以下が異常	随意的な嚥下の繰り返し能力をみる．誤嚥との相関あり．安全なスクリーニングテスト
水飲みテスト（窪田の方法）	原法＝ 30mL の水を一気に嚥下．2〜3mL で様子をみて，安全を確認してから．30mL を施行	5 秒以内にむせずに飲めれば正常．それ以外は嚥下障害疑いか異常．動作全体を観察	口への取り込み，送り込み，誤嚥の有無など
改訂水飲みテスト（MWST）	冷水 3mL を嚥下させる	1a：嚥下なし and むせなし and（呼吸変化あり or 湿性嗄声あり） b：嚥下なし and むせあり 2 ：嚥下あり and むせなし and 呼吸変化あり 3a：嚥下あり and むせあり b：嚥下あり and むせなし and 呼吸変化なし and 湿性嗄声あり 4 ：嚥下あり and むせなし and 呼吸変化なし and 湿性嗄声なし 5 ：4 に加え，30 秒以内に 2 回の追加嚥下が可能	30mL の水飲みテストでは，誤嚥が多く危険と判断される症例があることから開発された
フードテスト（FT）	ティースプーン 1 杯（3〜4g）のプリンを摂食．空嚥下の追加を指示．30 秒観察する	1a：嚥下なし and むせなし and（呼吸変化あり or 湿性嗄声あり） b：嚥下なし and むせあり 2 ：嚥下あり and むせなし and 呼吸変化あり 3a：嚥下あり and むせあり b：嚥下あり and むせなし and 呼吸変化なし and 湿性嗄声あり c：嚥下あり and むせなし and 呼吸変化なし and 湿性嗄声なし and 口腔内残留あり and（追加嚥下不能 or 追加嚥下後口腔内残留あり） 4 ：嚥下あり and むせなし and 呼吸変化なし and 湿性嗄声なし and 口腔内残留あり and 追加嚥下で口腔内残留ほぼなし 5 ：嚥下あり and むせなし and 呼吸変化なし and 湿性嗄声なし and 口腔内残留ほぼなし	水飲みテストに対して嚥下しやすいプリンを用いたテスト．改訂水飲みテストとともに開発された
交互運動能力検査，オーラルディアドコキネシス	「パ」「タ」「カ」「パタカ」をそれぞれできるだけ速く，5 秒間繰り返し発音させ，回数 / 秒を算出する	健常成人の平均値は，「パ」6.8 回，「タ」7.4 回，「カ」6.7 回，「パタカ」2.4 回である．	口唇・舌の随意運動能力を評価する

3）改訂水飲みテスト（modified water swallowing test；MWST）[39]

　この方法は，水飲みテスト（窪田の方法）では大量の誤嚥をさせてしまう危険が高いために考案されたスクリーニングテストである．3 mL の冷水を被験者の口腔底に注ぎ嚥下を指示し，その様子を観察して評価する．嚥下させる水の量が窪田の方法の 1/10 なので，誤嚥してしまった場合でも危険は非常に低いと考えられている．安全性が高いために比較的重度の嚥下障害例にも用いられることが多いが，誤嚥する危険性を考えて実施する前には口腔ケアを行っておく．本法では，常温ではなく冷水を用いることで，3 mL と少量の水であっても嚥下反射惹起を誘発するように工夫されている．少量の水だが経口摂取を全くしていない患者にいきなり本法を実施するようなことは避けなければならない．大きな異常がない場合に医師・歯

科医師の判断のもとに行うようにする.

4）フードテスト（food test；FT）[39]

　フードテストは改訂水飲みテストとともに開発された方法である．ティースプーン1杯量のプリンを舌背に乗せて嚥下させ，その様子を観察して評価する．被検食はプリンなので改訂水飲みテストよりも誤嚥しにくい．嚥下後の口腔残留も評価するので口腔期の評価にも適しているが，誤嚥検出の精度は改訂水飲みテストより低い．

5）交互運動能力検査，オーラルディアドコキネシス（Oral diado-chokinesis）[40]

　発話速度，リズムの異常を評価する検査法である．本検査法では，摂食・嚥下機能に関与する器官（口唇・舌）の随意運動能力を評価できる．「パ」では口唇閉鎖運動，「タ」では舌尖運動，「カ」では舌後方部挙上運動がどの程度連続してできるかを評価する，「パタカ」は口唇から舌後方部までの前方から後方への連続動作を評価することができる．

参 考 文 献

1）眞木吉信：成人および老年者における歯根面齲蝕の病因と疫学．日歯会誌，45：205-217，1992．

2）WHO：Oral Health Survey, Basic Methods 4th edition,1997/石井俊文，吉田　茂監訳：口腔診査法 4-WHO によるグローバルスタンダード．口腔保健協会，東京，1998．

3）日本口腔衛生学会作業部会検討会：望ましい初期う蝕の診断法「初期う蝕診断」における探針の意義に関する作業検討部会報告．口腔衛生会誌，50：137-152，2000．

4）International caries detection and assessment system (ICDAS) coordinating committee：Rational and Evidence for the International Caries Detection and Assesment System (ICDAS Ⅱ) September 2005., Workshop held in Baltimore, Maryland, March 12th-14th 2005.

5）Pitts N (ed)：Detection, assessment, diagnosis and monitoring of caries, Karger (Basel)，2009.

6）Klein. H., Palmer, C E and Kunustson, J.W.：Studies on dental caries, I. Dental status and dental needs of elementary school children. Pub. Health Rep., 53：751-765, 1938.

7）Gruebbel, A O：A measurement of dental caries prevalence and treatment service for deciduous teeth, I. *J. Dent, Res.*, 23：163-168, 1944.

8）Porter, D. R. and Dudman, J A：Assessment of dental caries increments, 1. Construction of the R. I. D. index. *J. Dent, Res.*, 39：1056-1961, 1960.

9）Schour, I and Massler, M：Prevalence of gingivitis in young adults, *J. Dent. Res.*, 27：733,1948.

10）Löe,H. and Silness, J.：Periodontal disease in pregnancy. I. Prevalence and severity. Acta odont. scand., 21：533-551, 1963.

11）Russell, A.L.：A system of classification and scoring for prevalence surveys of periodontal disease, *J. Dent, Res*, 35：350-359, 1956.

12）Ramfjord, S. P.：Indices for prevalence and incidence of periodontal disease, *J, Periodont.*, 30：51-59, 1959.

13）Dunning, J. M. and Leach, L. B.：Gingival-Bone Count：A method for epidemiological study of periodontal disease, *J. Dent, Res.*, 39：506-513, 1960.

14）O'Leary, T.：The periodontal screening examination, *J. Periodont.*, 38：617, 1967.

15）Ainamo, J., Barmes, D., Beagie, G., Cutress, T., Martin,J. and Sardo-Infirri, J.：Development of the World Health Organization (WHO) Community Periodontal Index of Treatment Needs (CPITN). Int. Dent. J, 32：281-291, 1982.

16）WHO：Oral Health Surveys, Basic Methods, 5th ed., 2013.

17）Greene, J.C. and Vermillion, J.R.：Oral Hygiene Index A Method for Classifying Oral Hygiene Status, *JADA.*, 61, 172, August, 1960.

18）Greene, J.C. and Vermillion, J.R.：The Simplified Oral Hygiene Index：*JADA.*, 68, 7, January, 1964.

19）Quigley, G.A. and Hein,J.W.：Comparative cleansing efficiency of manual and power brushing. *JADA.*, 65：26-29, 1962.

20）Silness,J. and Löe,H.：Periodontal disease in pregnancy II. Correlation between oral hygine and periodontal condition. Acta Odont, Scand., 22：121-135, 1964.

21）Podshadley, A.G. and Haley, J.V.：A method for evaluating oral hygiene performance. Public Health Rep., 83：259-264, 1968.

22）O'Leary, T.J., Drake, R.B. and Naylor, J.E.：The plaque control record. *J. Periodontol*, 43：38, 1972.

23）Angle E.H.：Treatment of malocclusion of the teeth and fractures of maxillae, Angle's system, 6th ed. (Introduced by May and Gilbert,Dabor Science Publication, N.Y. 1977.), The S.S.White Dental Manufacturing Company, Philadelphia, 1900. (宮原熙：要説歯科矯正学, 136, 書林, 1986.)

24）Dean, H.T.：Classification of Mottled Enamel Diagnosis. *JADA.*, 21：1421-1426, 1934.

25）Dean, H.T., McKay, F.S.：Production of Mottled Enamel Halted by a Change in Common Water Supply. Am. *J.Pub. Health* 29：590-596, 1939.

26）日本歯科医師会：歯科医師のための産業保健入門. 76 ～ 78, 1994.

27）Lussi A：Dental erosion clinical diagnosis and case history taking. Eur J Oral Sci 1996；104-198.

28）Slade GD and Spencer J.：Development and evaluation of the Oral Health Impact Profiles Community Dental Health 11：3-11, 1994.

29）森田一三ほか：住民の 8020 達成のための市町村「歯の健康づくり得点」の作成. 日本公衆衛生雑誌 47：421-429, 2000.

30）Kawamura：Dental behavioral science-the relationship between perceptions of oral health and oral status in adults Hiroshima Univ. Dent. Soc. 20：273-286, 1988.

31）神原正樹：口腔衛生学の基本技法. 学建書院, 東京, 63, 2000.

32）Eichner：über eine Gruppeneinteilung der Lückengebissefür die Prothetik.Dtsch zahnärztl.z.10：1831, 1955.(Körber k.(田端ら訳)：ケルバーの補綴学第 2 巻. クインテッセンス, 東京, 36 ～ 37, 1984).

33）石原壽朗：篩分法による咀嚼能率の研究. 口病誌, 22：207 ～ 255, 1955.

34）山本為之：総義歯臼歯部人工歯の配列について (その 2)－特に反対咬合について―, 補綴臨床, 5：395 ～ 400, 1972.

35）眞木吉信, 杉原直樹, 高江洲義矩：面接調査に基づく老年者の咀嚼能力指数スケールの開発と評価. 老年歯科医学, 9 (3)：165-174, 1995.

36）小口和代ほか：機能的嚥下障害スクリーニングテスト「反復唾液嚥下テスト」(the Repetitive Saliva Swallowing Test：RSST の検討 (1) 正常値の検討. リハ医学,37 (6)：375-

382, 2000.

37) 小口和代ほか：機能的嚥下障害スクリーニングテスト「反復唾液嚥下テスト」(the Repetitive Saliva Swallowing Test：RSST の検討 (2) 妥当性の検討．リハ医学，37 (6)：383-388, 2000.

38) 窪田俊夫ほか：脳血管障害における麻痺製嚥下障害—スクリーニングテストとその臨床応用について—．総合リハ，10：271-276, 1982.

39) 才藤栄一：平成 11 年度長寿科学総合研究事業報告書．1-17, 2000.

40) Kent, R.D., Kent, J. F. and Rosenbek, J. C.：Maximum：performance test of speech production, J. Speech Hear Disord., 52：367-387, 1987.

保健情報の分析手順

到達目標

❶インターネットによる保健情報の収集方法が理解できる.
❷保健調査の基本が理解できる.
❸質問紙作成法の基本が理解できる.
❹母集団と標本が理解できる.
❺標本抽出法が理解できる.

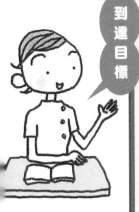

❶ ─保健情報の収集（インターネットによる情報収集）

　以前は，保健にかかわる国家統計や文献などの情報は，入手が困難なものも多く，また，入手方法がわからないなどの理由で，なかなか閲覧することができなかった.しかし，現在は，多くの保健情報がインターネット上に掲載され，ダウンロードも自由にでき，比較的簡単に入手できるようになった. 今やインターネットによる保健情報の収集は，口腔保健に携わる者にとっては習得しなければならない必須の要件である. ここでは，インターネットによる主な保健情報の収集方法を示す.

1. e-Stat（政府統計の総合窓口）

　URL : http://www.e-stat.go.jp/SG1/estat/eStatTopPortal.do
　日本の政府統計に関する情報を1つのサイトにまとめることを目指した政府統計のポータルサイトである. すなわち，e-Stat にアクセスすれば，主要な政府統計の概要が把握できる.
　また，各省庁ホームページ内にある統計結果を掲載しているサイトの URL を記載しておくので，もし，求めている政府統計のデータが e-Stat にない場合は，参照してほしい.

1）厚生労働省による統計

厚生労働省のホームページ内にある統計結果を掲載しているサイト

URL：http://www.mhlw.go.jp/toukei/itiran/index.html

（1）人口動態調査

出生・死亡・婚姻・離婚および死産の人口動態事象.

（2）生命表

平均余命や平均寿命の変化.

（3）国民生活基礎調査

保健・医療・福祉・年金・所得等国民生活の基礎的な事項.

（4）医療施設調査

医療施設の分布および整備の実態.

（5）患者調査

病院および診療所を利用する患者の傷病状況等.

（6）国民医療費

当該年度内の医療機関等における傷病の治療に要する費用を推計.

（7）医師・歯科医師・薬剤師統計

医師，歯科医師および薬剤師について，性，年齢，業務の種別，従事場所および診療科名（薬剤師を除く）等による分布.

（8）歯科疾患実態調査

国民の歯科疾患の現状

①性別　　　　　　　　　　⑦顎関節の異常

②生年月日　　　　　　　　⑧歯の状況

③歯や口の状態　　　　　　⑨補綴の状況

④歯をみがく頻度　　　　　⑩歯肉の状況

⑤歯や口の清掃状況　　　　⑪歯列・咬合の状況

⑥フッ化物応用の経験の有無

（9）国民健康・栄養調査

①国民の身体状況（身長，体重，腹囲，血圧測定，血液検査等）

②栄養摂取状況（食品摂取量，栄養素等摂取量，食事状況（欠食，外食等））

③生活習慣（食生活，身体活動・運動，休養（睡眠），飲酒，喫煙，歯の健康等に関する生活習慣全般）

2）文部科学省による統計

文部科学省のホームページ内にある統計結果を掲載しているサイト

URL：http://www.mext.go.jp/b_menu/toukei/main_b8.htm

（1）学校保健統計

①児童等の発育状態

（1）身長，（2）体重

②児童等の健康状態

(1)栄養状態，(2)脊柱・胸郭・四肢の状態，(3)裸眼視力，(4)眼の疾病・異常，(5)難聴，(6)耳鼻咽頭疾患，(7)皮膚疾患，(8)結核に関する検診，(9)結核，(10)心電図異常，(11)心臓，(12)蛋白検出，(13)尿糖検出，(14)その他の疾病・異常，(15)歯・口腔，(16)永久歯のう歯数等

歯・口腔では，むし歯（う歯），歯列・咬合，顎関節，歯垢および歯肉のそれぞれの状態を記載.

3）総務省による統計

総務省のホームページ内にある統計結果を掲載しているサイト（統計局のホームページ）

URL：http://www.stat.go.jp/

（1）国勢調査

わが国の人口（性年齢別人口など）や世帯（世帯形態，世帯員数など）の状況.わが国に住んでいるすべての人を対象とする国の最も基本的な調査.

（2）人口推計

国勢調査による人口を基準とした，今後の人口動向の推計.

（3）住民基本台帳人口移動報告

住民基本台帳に基づく，都道府県間および大都市間の転入・転出の状況.

2. 8020 データバンク

URL：http://www.8020zaidan.or.jp/databank/index.html

8020 推進財団のホームページ内に 8020 データバンクが記載されている.

1）地域歯科保健データバンク（都道府県別あるいは市町村別）

（1）官庁統計

①歯科疾患実態調査

②保健福祉動向調査

③国民健康栄養調査

（2）都道府県および市町村データ

①乳幼児データ（1歳6か月児および3歳児1人平均う歯数）

②学齢期データ（12歳児1人平均う歯数）

（3）法令・通知集（母子保健法，学校保健安全法など）

（4）歯科保健事業の事例集

（5）保健教育資料・媒体集

2) 健康日本 21・歯の健康データバンク

（1）疾病量に関するデータ

3 歳児および 12 歳児 1 人平均う歯数，8020 達成者割合，6024 達成者割合など

（2）保健行動に関するデータ

間食の摂取回数，フッ化物歯面塗布，フッ化物配合歯磨剤の使用，フッ化物洗口の実施，定期的に歯石除去や歯面清掃を受けている者の割合，定期的に歯科健診を受けている者の割合，40 歳，50 歳における歯間部清掃用器具を使用している者の割合など

3) 国際口腔保健データバンク

（1）WHO 資料

WHO の口腔保健目標，世界口腔保健報告書，2020 年までの口腔保健に関する国際目標，WHO のデータバンクに掲載されている世界各国の口腔保健情報，高齢者社会におけるヘルスプロモーション戦略など

（2）各国における歯科疾患実態調査の結果

日本，韓国，中国，スリランカ，アメリカの比較など

（3）80 歳高齢者の口腔保健状態の評価に関する文献レビュー

3. PubMed

URL：http://www.ncbi.nlm.nih.gov/pubmed/

MEDLINE は，アメリカ国立国会医学図書館（NLM）が提供する世界的な生命科学・医学分野の文献情報データベースである．

アメリカ国立医学図書館では，1997 年からインターネット上で MEDLINE の無料公開を始めた．これを PubMed（パブメド）という．

PubMed は，世界約 80 カ国，7,300 誌以上の雑誌に掲載された文献を検索できる医学文献データベースであり，1946 年以降に登録された約 3,000 万件の文献データが収録されている．日本の雑誌は現在約 140 誌が収録対象誌となっている．医学用語や著者，雑誌名等のキーワードを手がかりに，文献の書誌情報（タイトル，著者名，抄録）を調べることができる．内容は毎日更新されている．

4. 医中誌 Web

URL：http://login.jamas.or.jp/

医学中央雑誌（医中誌）は，特定非営利活動法人医学中央雑誌刊行会が提供するサービスであり，1959 年以降の国内発行雑誌の文献情報が検索できる．

医中誌 Web はこれらのネットワーク上で検索できるようにしたものであり，データは月 2 回更新される．医中誌 Web では，国内発行の，医学・薬学・歯学および

関連分野の定期刊行物，延べ約7,500誌から収録した約1,350万件の論文情報を検索することができ，現在，全国の医学・歯学・看護系大学のほぼ100%で導入されている．データの内容は，文献のタイトル，著者名，掲載巻号頁など基礎的な情報に加え，キーワード，抄録，論文種別，論文分野など多様な情報が収録されている．

②　調　査

1. 調査にあたって

1) 目的の明確化

目的は調査前に必ず明確にしなければならない．このことが，調査するにあたって最も重要なことである．調査は，①誰のために行うのか，②何を知りたいのか，③なぜ知りたいのか，④どこまで知りたいのかを調査者全員が共通して認識しておくことが必要である．目的が明確になると，調査の項目，集計，分析および検定の方法は自ずと決まってくる．

2) 資料および文献の検索

資料，文献などによって過去のデータを確認し，調査しようとしている内容が現時点でどの程度までわかっているのかを調べておく必要がある．このことを踏まえて調査計画を立てていく．

3) 調査計画の立案

(1) 調査対象（誰の情報を明らかにするのか：Who）

まず，目的を念頭におきながら，知ろうとしている集団（母集団）を明確にすることが重要である．そして，母集団全員を対象とする全数調査で行うのか，母集団から選び出した一部の個体を対象とする標本調査（部分調査）で行うのかを決定し，さらに標本調査の場合は，どのようにして標本を選び出すのかを決定する．また，調査対象者が途中で参加を中止したり，質問紙の場合は回収率が低かった場合にどのように対応するのか，あらかじめ決めておく必要がある．

(2) 調査時期（いつ調査するのか：When）

調査内容によっては，季節や日時によって調査データに変動がある場合がある．そのため，調査を実施する時間帯はできるだけ統一しておくほうが望ましい．

また，調査スケジュールに余裕をもたせることによって，調査者および調査対象者の精神的な負担から生じるミスや誤差を小さくすることができる．

(3) 調査地域（どんな地域で調査するのか：Where）

調査内容によっては，著しい地域差がある場合がある．調査地域は知ろうとしている集団（母集団）の代表になる地域でなければならない．調査地域を決定する前に，過去の資料や文献によって地域差の有無について確認しておく必要がある．

（4）調査内容（どのような情報を調査するのか：What）

　調査内容は，対象者の健康状態などの実態調査なのか，意識なのかあるいは行動なのかを明確にしておく必要がある．それによって調査方法が決定される．

（5）調査方法（どんな方法を用いて調査するのか：How）

　調査方法としては，以下がある．

　①測定（身長，体重，体脂肪率，血圧など）

　②検査（唾液検査，血液検査など）

　③診査（口腔内診査など）

　④質問（質問紙調査，問診など）

　しかし，たとえば口臭が調査内容である場合，「測定」（ガスクロマトグラフィーなどによって），「検査」（口腔内細菌検査などによって），「診査」（官能試験：診査者の嗅覚での判定などによって）および「質問」（質問紙を用いた自己評価によって），いずれの方法を用いても調査はできる．当初決定した目的に沿って調査方法を選択することが重要である．また，信頼性（正確さ）と再現性（誰が何回やっても同じ結果になる）は，一般的に「測定」，「検査」に比べると，診査者の判断が調査結果に反映される「診査」においては乏しい．さらに，調査対象者の判断が調査結果に反映される「質問」はよりいっそう乏しくなる．したがって，診査の場合は診査基準を明確にするとともに，診査者が2人以上の場合は，診査者間の誤差を小さくするため，キャリブレーション（目盛り合わせ）を行って，同じ調査対象者の状態に対して同じ判断ができるように事前に調整しておく必要がある．

　質問については，さらに考慮すべき点が多い．注意点を質問紙作成法として，次にまとめておく．

2. 質問紙作成法

　近年，新しい分析機器の開発によって，歯科に関わるさまざまな健康データを入手できるようになってきた．しかし，ヒトの感情，考え方および行動などについては，まだ分析機器を用いて客観的に把握することが難しく，質問紙法に頼っているのが現状である．質問紙によるデータ収集の誤差の原因となるものとしては，①質問紙を取り違える，あるいは紛失する，②回答者が質問の意味を誤解する，③回答者に答える気がない，④ある種の行為を回答者が答えたがらない，⑤回答者の記憶違い，などがある．

　ここでは，これらの誤差原因をどのように防いでいくのか整理しておく．

1）質問紙作成の手順

（1）測定内容の明確化

　質問紙を作成していると，知らず知らずのうちに質問が本題からどんどん外れてしまう．まず，何を知りたいのか，何を測定したいのかを明確にする必要がある．

(2) 質問項目の作成

①項目のプール

測定したい内容に沿って，質問項目（item）をプールしていく.

②項目の整理

質問項目をプールしていくと，類似した項目や不適切な表現が出現してくるので，項目を集約したり，表現方法を検討する.

③フェイスシートの作成

フェイスシートは，対象者の属性（整理番号，年齢，性別，職業，学歴，年収など）と調査側データ（医院名，医師名，主訴，罹患期間，重症度，症状，検査データ，併存症，治療内容）などを記録するところである.

(3) 設問形式の設定

設問形式や質問項目の配列によって回答結果が変わってしまうことがあるので，慎重に回答方法の種類および配列を決定する.

(4) パイロットテスト（予備テスト）および質問紙の修正

暫定の質問紙を用いて数人を対象に質問紙に回答してもらい，意見をとりまとめて，必要に応じて質問項目および選択肢を改訂する.

(5) 調査実施

2) 各ステップの注意点

A. 測定内容の明確化

測定内容を明確にするためには，①調査テーマが明確に決まるまでは質問をつくらない，②質問をつくる際に調査テーマ（目的）を書いたものを手元に置く，③質問をつくるたびになぜこの質問をするのかを自問する，などの注意が必要である.

B. 質問項目の作成

(1) 既存の資料の活用

まず，新しい質問を自分でつくる前に，関連文献を調べて，既存質問がないか調べる. 多くの文献では，質問項目の妥当性を検証しているので，ぴったり合ったものがあれば，そのまま使うことも可能であるし，少し主旨が異なる場合でも，その質問項目を基にして考えるほうが効率的である.

(2) 表現方法（ワーディング）

＊やってはいけない表現

①ダブルバーレル質問

「ここ1週間，歯痛や腹痛がありましたか？」

のように，2つのことを同時に尋ねること.

②ステレオタイプ語

「あなたは，天下りの元官僚が，歯科衛生士学校の経営に進出することを望ましいと思いますか？」

のように，「天下り」といった言葉によって，好ましくない先入観を抱かせること.

③あいまいな表現

「歯科衛生士の国家試験が３月に行われますが，あなたはこういった傾向に賛成ですか？」

のように，「こういった傾向」がなにを指しているのか不明確である表現．

④否定疑問文

「あなたは，歯科診療所の人間関係でイライラすることがなかったですか？」

のように，イライラする場合がイエスなのかノーなのか迷ってしまうような表現．

⑤代名詞，丁寧語，敬語の多用

⑥専門用語，略語，定義が難しい語句の使用

（3）回答方法の種類

①二肢選択法

例：「あなたは歯科麻酔を受けたことがありますか？」

　　　　はい　　　　いいえ

②多肢選択法

例：「あなたの健康保険証はどれですか？」

・組合管掌健康保険　　　・全国健康保険協会管掌健康保険

・船員保険　　　　　　　・国家公務員等共済組合保険

・国民健康保険　　　　　・私立学校教職員共済組合保険

③複数回答法

例：「現在のあなたの症状はどれですか？」（複数回答可）

・歯ぐきが腫れている　　・食べ物が歯の間につまりやすい

・口臭がある　　　　　　・歯が痛い

・歯がぐらぐらする　　　・硬いものを食べると血が出る

④ VAS（Visual Analog Scale）

例：「あなたの歯の痛みはどれくらいですか？下線に印をつけて表してください」

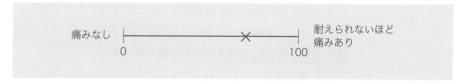

・端からの長さを測定して得点化する．

⑤リッカート尺度（Likert scale）

・複数の項目それぞれに，どれくらいあてはまるかを回答する．

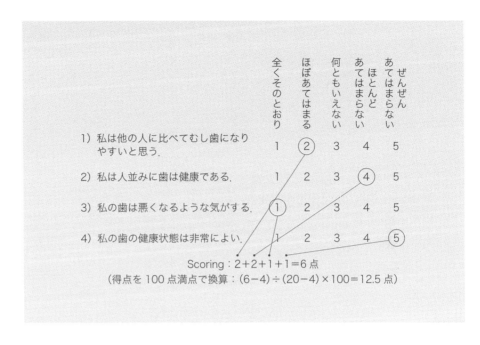

Scoring：2＋2＋1＋1＝6点
（得点を100点満点で換算：(6−4)÷(20−4)×100＝12.5点）

・各項目の回答に尺度値が与えられ，その合計点を回答者の総合得点とする．

・なお，上記の場合，2)，4) の質問項目は，歯が健康な人ほど点数が高くなるので，4点は2点，5点は1点と得点を逆転させて計算している．

・また，100点満点の換算式における，分子の6点は回答者の総得点，4点はこの尺度においてとり得る最低点，分母の20点はこの尺度においてとり得る最高点，4点は最低点である．

⑥SD法（Semantic　Differential　Scale）

例：「この診療所に対して感じるあなたのイメージに最も近いところに印をつけてください」

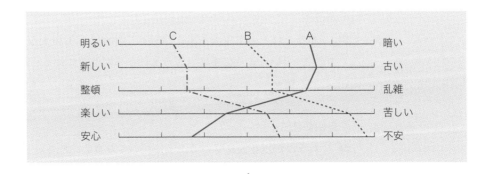

・意味の異なる項目を複数組み合わせて対象となる物や人を多角的に評価する．

⑦ガットマン尺度（Guttman scaling）

例：「あなたの歩行に関してお答えください」

Q1.	室内を移動することができる	はい	いいえ
Q2.	階段を上ることができる	はい	いいえ
Q3.	屋外を1kmくらい歩くことができる	はい	いいえ
Q4.	屋外を3kmくらい歩くことができる	はい	いいえ

（得点の算出方法）

		A	B	C	D	E
				回答者		
Q1.	室内を移動することができる	1	1	1	1	0
Q2.	階段を上ることができる	1	1	0	0	0
Q3.	屋外を1kmくらい歩くことができる	1	0	0	0	0
Q4.	屋外を3kmくらい歩くことができる	1	0	0	0	0
	（得点）	4	2	1	1	0

・同一次元にある項目を順に並べた尺度.
・「はい」,「いいえ」で回答.
・第1項目が「0」であれば第2項目以下は「1」であることはなく, また, 最後の項目が「1」であればその以前の項目は「0」であることはない.
・単純加算で得点を算出.

⑧順位法

例：「あなたにとって重要なものはどれですか. 最も重要なものに1, 次に重要なものに2, というように重要と思うものから順位をつけてください」

[　　]健康　　[　　]家族　　[　　]地位
[　　]財産　　[　　]名誉　　[　　]友人

⑨自由記述法

例：「あなたが現在悩んでいることについてお書きください」

（　　　　　　　　　　　　　　　　　　　）

⑩文章完成法

例：「参考文にならって，文章の続きを思ったままお書きください」

参考文）音楽を聴くと，　　　心が　静かになります．

　　　　運動をすると，　　　心が（　　　　　　　　　　）．

⑪フェイス・スケール

例：「ここ数日間の気分に相当する顔の番号に〇をつけてください」

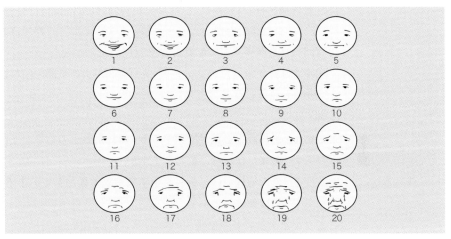

（厚生科学研究「口腔保健と全身的な健康状態の関係」運営協議会編，花田信弘，安藤雄一著：高齢者の健康調査における全身状態の評価—伝承から科学へⅡ口腔保健と全身的な健康状態の関係について　8020者のデータバンクの構築—．口腔保健協会，東京，2000.）

（4）各回答方法の特徴

①データ処理・分析のしやすさ

リッカート尺度・VAS　＞　SD法・ガットマン法　＞　自由回答法・複数回答法

の順である．

②回答者の負担

リッカート尺度・ガットマン法・複数回答法　＞　SD法・VAS　＞　自由回答法

の順である．

③電話・面接調査の可能性

リッカート尺度・ガットマン法　＞　SD法　＞　自由回答法　＞　VAS

の順である．

（5）その他の注意事項

①整理番号をつけること．

②質問項目は集計のイメージをもって行うこと．

③質問構成はシンプルにすること．

④質問量は少なめにすること．

⑤対象者に合った言葉および文字サイズを選ぶこと（たとえば，高齢者には文字を大きくする）．

C．設問形式の設定

（1）項目配列

①始めはやさしい問題を置いて，回答することに抵抗がないようにする．

②尋ねている時期を統一する．すなわち，過去・現在・将来を順序立てて配置する．

③事実についての質問，感じ方や考え方についての質問，可能性についての質問を区別する．

「～をしましたか？」，「～と思いますか？」，「～ができますか？」

の質問項目を順序立てて配置する．

④キャリーオーバーエフェクト（前の質問が次の質問の回答に影響を及ぼすこと）がないようにする．

例：

質問 1）歯科衛生士数が増加すると，歯科衛生士の給与が下がるといわれますが，あなたはこれに賛同しますか？

質問 2）この地域では，歯科衛生士数が年々増加していますが，あなたはこの増加に賛成ですか？

⑤フェイスシートの配列

以前は質問項目の前に置く場合が多かったが，現在は，最後におく傾向にある．これは，回答者がすべての回答を終えてから，質問紙の使用許可の意思表示として，すなわち，インフォームドコンセントの成立の証として，フェイスシートに記入するという意味あいがある．

D．パイロットテスト（予備テスト）および質問紙の修正

パイロットテストは，質問紙において必須のステップである．パイロットテストの対象者はできるだけ調査対象者と同じ特性をもつ（たとえば，性・年齢）者を集めることが重要である．対象者の特性に応じた表現，言葉遣い，文字の大きさなどが把握できる．

❸―母集団と標本抽出

1. 母集団と標本

母集団（Population）とは，知ろうとする調査対象すべてを指す．たとえば，平成 22 年における東京都民の平均身長を知りたければ，東京都民全員が母集団となり，東京都民の 20 歳女性の平均身長を知りたければ，東京都民の 20 歳女性が母集団となる．したがって，誰の（Who），何時の（When），どんな地域の（Where），何を（What）知ろうとするのか，調査する前に明確にしておかないと母集団は確定しない．

それに対して，標本（Sample）とは，実際に調査した対象を指す．たとえば，

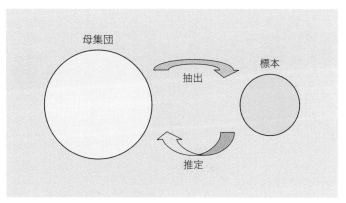

図4-1　母集団と標本との関係

　母集団が平成22年における東京都民であるとき，そのごく一部の東京都民を選び出して調査した場合，この選び出されたごく一部の東京都民のことを標本という．すなわち，母集団（知りたい集団）の特性を標本の特性から推測することになる（**図4-1**）．

　母集団すべてを調査する場合，全数調査というのに対して，対象の一部を抽出して調査する場合を標本（部分）調査という．標本調査は，①全数調査が不可能なとき，②時間・費用に制約があるとき，③調査内容が多くて複雑な場合，に用いられる．一般的に全数調査は，母集団全員を調査するので，標本調査よりも正確な特性が把握できるが，調査内容が多くて複雑な場合は集計分析のミスが生じやすく，むしろ標本調査のほうが正確に把握できる場合がある．

　母集団から標本をどのように抽出するのか（標本抽出法）は，かなり注意が必要である．たとえば，東京都民の中で「歯が痛い」と感じている人がどれくらいいるのかを調査するとき，歯科診療所の受診者を標本として調査した場合，母集団よりも高い率になることは自明のことである．

　標本は母集団の代表であり，ミニチュアにならなければならない．

2. 標本抽出法

1）有意抽出法

　母集団から調査者が意図的に標本を選び出す方法である．調査者の判断がたまたま正しかった場合には有効であるが，調査者に誤った考えや先入観があると偏った標本を選び出す可能性が高く，信頼のおける客観的なデータが得にくい．

2）無作為抽出法

　母集団から偶然に標本を選び出す方法である．すなわち，母集団からそのミニ

```
36 18 68 34 61    31 50 05 93 36    91 25 63 32 05    82 19 22 21 06    41 15 42 99 98
57 38 54 61 42    59 32 09 03 87    29 30 45 37 14    72 47 68 13 45    50 17 19 34 74
57 11 25 65 27    10 36 17 43 33    29 77 53 25 60    29 36 84 49 55    19 85 55 68 92
40 77 95 58 06    17 44 26 84 07    93 60 97 91 92    86 51 06 41 60    15 27 14 38 77
99 89 34 79 60    96 29 32 29 78    58 21 80 03 65    14 27 60 39 03    70 26 30 84 13

15 95 66 43 81    70 27 36 66 09    29 52 04 68 97    64 48 40 33 78    19 05 12 41 29
14 03 38 30 57    89 49 30 34 98    98 03 91 40 21    64 90 23 51 75    23 21 90 76 33
50 60 61 67 04    66 61 29 01 43    53 88 63 44 34    06 82 25 51 84    79 01 09 01 04
48 19 91 92 31    64 09 63 34 90    94 14 83 84 53    84 99 87 74 65    65 94 25 18 85
51 74 42 13 90    46 72 95 67 42    97 94 73 37 57    93 45 06 37 88    70 65 13 80 11

09 39 91 02 37    55 94 41 21 53    20 31 41 56 91    76 09 79 33 24    57 51 64 04 96
88 50 17 23 74    72 49 37 82 80    28 08 47 55 65    21 34 77 04 15    49 91 63 53 55
19 10 09 20 50    74 47 08 59 38    15 65 36 25 02    74 97 07 06 04    73 87 05 51 28
66 11 96 15 51    94 46 11 37 11    66 76 49 12 63    08 65 47 73 91    52 19 90 37 35
41 34 37 13 41    75 37 31 12 70    99 65 72 50 42    04 01 13 31 95    58 74 12 89 41
```

図4-2 乱数表

チュアとなる標本を選び出すコツは，何も考えずにただ偶然に選び出すことである
とする考え方に立った抽出方法である．

無作為抽出法としてよく用いられる4種類を示す．

（1）単純無作為抽出法

無作為標本抽出とは，母集団に含まれるすべての個体が標本に選ばれるチャンス
（確率）を等しくもつようにすることであり，特定の個体がほかの個体よりも大き
いチャンスで選ばれるようなことがあってはならない．単純無作為抽出法は最も基
本的な無作為抽出法で，統計的推測の理論では常に標本が単純無作為抽出によって
抽出されたものとしている．

①母集団のすべて個体に通し番号をつける．

②乱数表などを使ってランダムに番号を選び出し，選ばれた番号がついた個体を
　抽出する．

乱数表とは0～9までの数字がなんの規則性もなく無作為に並んだ表である（図
4-2）．

たとえば，9,000人から50人を取り出す場合は，まず，乱数表の中の乱数を1つ
選び，そこから4桁の数字の並びを順に取り出していく．その4桁の数字をラベル
とする個体を取り出し，9,000以上の数が出た場合や，既に選ばれた番号が再び出
た場合は無視をして50人選ばれるまで続ける．また，母集団の個体数のくじを作
製し，箱の中に入れて順次くじを引いて標本を抽出する方法もある．

現在ではコンピュータで乱数を発生させられるので，簡便に単純無作為抽出を行
うことができるが，母集団が大きくなると，通し番号をつけるだけでも大変な作業
となり，単純無作為抽出では対応できなくなる．

（2）系統抽出法（等間隔抽出法）

系統抽出法とは，単純無作為抽出法の原理を変えずに，やり方を簡便にした方法

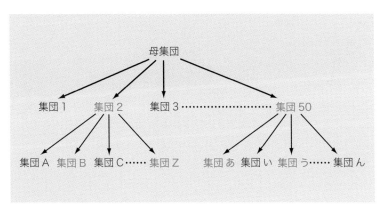

図4-3　多段抽出法

である.

　①母集団のすべての個体に通し番号をつける.

　②初めの1つの標本だけは乱数表などでランダムに選ぶ.

　③それ以降の標本はこの数字から始めて一定間隔で抽出する.

　たとえば，1,000人の母集団から10人を選び出す場合，100人に1人の割合で選ぶということになるので，まず，ランダムに最初の1つの数字を選び，その後，100人目ごとに個体を抽出していく. すなわち，最初に選ばれた数が55であるとすると，55，155，255，355，455，555，655，755，855，955番の10個体を等間隔に抽出する.

　この方法の注意点としては，母集団の配列の中に何らかの周期性があり，その周期が抽出間隔と同じかその整数倍である場合，特殊な個体だけが選ばれる偏った標本になってしまうことである.

　（3）多段抽出法

　多段抽出法とは，複数の段階に分けて標本を抽出する方法である. 全国規模での調査のような大きな母集団のときには，単純無作為抽出法や系統抽出法では膨大な時間と労力が必要となる. このような場合では，母集団を何からの集団（多くの場合は，都道府県や市町村など地域）に分け，標本抽出を複数回行うことによって，効率よくサンプリングができる.

　たとえば，図4-3の場合では，母集団を集団1〜50に分け，単純無作為抽出によって「集団2」と「集団50」を抽出し，さらに「集団2」からは「集団B」と「集団Z」を，「集団50」からは「集団あ」と「集団う」を抽出している. この場合は，標本を2回に分けて抽出しているので，2段抽出法となるが，抽出は何段階行ってもよい. ただし，単純無作為抽出法などに比べると精度が落ちてしまう.

　（4）層化抽出法（層別抽出法）

　層化抽出法とは，母集団をさまざまな層に分け，その層ごとに標本を抽出していく方法である. 母集団の内部では均質ないくつかのグループ（たとえば，性別，年齢，地域など）に分かれていることが多い. このような場合，それらの層を分けず

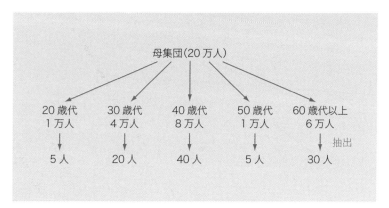

図 4-4　層化抽出法

に単純無作為抽出を行うよりも，各層別にそれぞれ単純無作為抽出を行ったほうが，誤差は小さくなる．たとえば，**図 4-4** のように，母集団 20 万人から標本 100 人を年齢によって層化して抽出する場合，まず年齢層（20 歳代，30 歳代，40 歳代，50 歳代，60 歳代以上）に分け，各年齢層の個体数の大きさに応じて（20 歳代：1 万人，30 歳代：4 万人，40 歳代：8 万人，50 歳代：1 万人，60 歳代以上：6 万人），標本数を比例配分して（20 歳代：5 人，30 歳代：20 人，40 歳代：40 人，50 歳代：5 人，60 歳代以上：30 人），標本抽出を行う．

　母集団を層化できる場合には，できるだけ層化抽出したほうが望ましい．

3. 復元抽出と非復元抽出

　「母集団のどの個体も同じ確率で取り出される」ことが正確に実現されるには，標本はいつも同じ状態の母集団から取り出されなければならない．そのためには，取り出した標本を母集団に戻し，それから次の標本を取り出さねばならない．このような抽出の方法を復元抽出という．

　これに対して，標本を母集団に戻さずに次の標本を取り出す場合を非復元抽出という．母集団の個体数が標本の数よりも十分に多い場合は，非復元抽出であっても復元抽出とほとんど変わりはないが，母集団の個体数が小さい場合は補正が必要である．

参 考 文 献

1) 鎌原雅彦ら編著：理学マニュアル質問紙法．北大路書房，京都，1998.
2) 小塩真司，西口利文編：質問紙調査の手順（心理学基礎演習）．ナカニシヤ出版，京都，2007.
3) 厚生科学研究「口腔保健と全身的な健康状態の関係」運営協議会編，花田信弘，安藤雄一著：高齢者の健康調査における全身状態の評価—伝承から科学へ II 口腔保健と全身的な健康状態の関係について　8020 者のデータバンクの構築—．口腔保健協会，東京，2000.
4) Wong D. and Baker C.: Pain in children : comparison of assessment scales, Pediatric Nursing 14(1): 9-17, 1988.

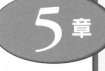

保健統計の方法

到達目標

❶データの数値のもつ特徴を理解できる.

❷数値に応じた代表値や散布度を選択できる.

❸数値の特徴や分布に応じた検定を選択できる.

❹交絡因子が結果に大きな影響を与えることを知り，その影響を避ける分析法を選択できる.

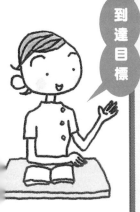

1─データの特性

データは数値や文字などで表される．データは測定値の示す特徴によって，4つに分類される．また，まとめ方（代表値などの算出）やその後の処理に影響を与える．どのような特徴のデータか，よく知っておくことが重要である．

1. データの尺度

データのもつ性格から次の4つに分けられる．

1）名義尺度（類別変数，カテゴリー変数）

文字のデータは，この尺度になる．また，数値データであってもう蝕の有無などは，この尺度である．これらのデータは，直接大小関係はみられない場合がほとんどであるが，次の順序尺度の変数をいくつかのカテゴリーに分けて，名義尺度として分析することも可能である．

2）順序尺度（順序変数）

大小関係はあるが，1と2，2と3が等間隔でない場合は，順序尺度にあたる．また，間隔尺度や比率尺度の場合でも順序は決められるので，この尺度として分析することも可能である．多くの歯科保健の指標はこれにあたると考えられる．すな

わち，Pl I，PI，OHI などである．

3）間隔尺度

　日数などのように等間隔性が保たれている場合の尺度（変数）である．摂氏や華氏で示される温度はこれにあたる（これに対して絶対温度は次の比率尺度である）．

4）比率尺度

　0（ゼロ）点を有するもので，また，データの2倍，3倍などにも意味ある場合を比率尺度という．長さ，質量などのような測定値などがこれにあたる．また，絶対温度は摂氏温度や華氏温度と異なり，比率尺度である．う蝕有病者率や20歯以上保有割合などがこれに該当する．歯周ポケットの深さも長さであり，この尺度となる．

2. 分布について

　間隔・比率データや順序データは，分布をみることができる．分布の状況も，その後のデータの扱い方（代表値の算出や推定・検定）に影響を及ぼすので特徴を調べることが大切である．

　分布にはいくつかの典型的な分布があるが，その中でも代表的な正規分布について解説する．正規分布とは，自然科学や社会科学で得られる多くのデータの分布であり，そのヒストグラムは左右対称で釣鐘状の曲線を示す．左図には，平均値が0（ゼロ），分散が1の標準正規分布を示した．分散によりこの高さや左右への広がりが異なり，平均値が変わると左右に移動する．

　ある集団における，う蝕の保有状況をヒストグラムで示したのが**図5-1**のグラフである．この場合の特徴としては，0である者（う蝕のない者）がこの中で最も

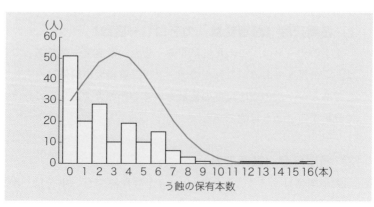

図5-1　ヒストグラムの例とその平均値と標準偏差による正規分布度数分布の折れ線グラフ

多く，次に2本，1本と4本，6本のように多くなっている．折れ線グラフは，この集団から平均値と標準偏差を算出して理論的な分布を示したものであるが，ヒストグラムと異なっていることがわかる（このような差がみられると，この集団を平均値と標準偏差で表すことができないことがわかるであろう）．

間隔尺度，比率尺度の場合はヒストグラムを確認しよう．

❷ ―記述統計-代表値，散布度，相関-

これらの指標は，結果の要約に用いられるものである．

1. 代表値と散布度

代表値とは，あるデータの特徴を表す指標で，中心傾向度（measure of central tendency）ともよばれる指標と先に述べたデータの分布（ばらつき）を示す散布度を示す指標がある．中心傾向度を表す指標の代表例は，平均値，中央値および最頻値である（**表5-1**）．前節の尺度ごとに用いる代表値が異なるので，それぞれについて考えてみよう．

1）名義尺度の場合

代表値としては最頻値（モード）が用いられる．最頻値とは，各カテゴリーの中で最も頻度が高いものである．名義尺度そのものには大小がないため，散布度の指標はない．

なお，マイクロソフト・エクセルでは，最頻値＝MODE（数値の範囲）で算出できる．

2）順序尺度の場合

代表値として中央値が用いられ，散布度としては四分位範囲などが用いられる．最頻値を用いることもできる．

中央値は，観察されたデータを昇順（小さい順）あるいは降順（大きい順）に並べた場合に，ちょうど中央に来る値のことである．データの個数が奇数（N＝2n-

表5-1　データの尺度別にみた代表値

尺度水準	代表値	散布度
名義尺度	最頻値	―
順序尺度	中央値 最頻値	四分位数など
間隔尺度 比率尺度	平均値 中央値 最頻値	分散，標準偏差など 四分位数など

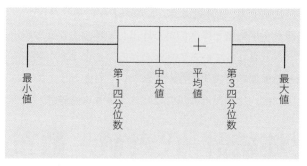

図5-2 順序尺度の中央値の例
分布によっては平均値と一致，あるいは大きくなる場合もある．

1）の場合は，n番目の値が中央値であり，偶数（N＝$2n$）の場合は，中央にある2つの数値（n番目と$n+1$番目）の平均で表す．

　四分位数とは，小さいほうから1/4番目のデータ（第1四分位数）と，3/4番目のデータ（第3四分位数）のことである．第3四分位数から第1四分位数を引いた数値を四分位範囲といい，順序尺度の散布度を示す．また，四分位範囲を2で割ったものを四分位偏差とよぶ．正規分布の場合には標準偏差に近い値となる．数値の位置関係を**図5-2**に示す．

　なお，エクセルでは中央値＝MEDIAN（数値の範囲），第1四分位数＝QUARTILE（数値の範囲，1），第3四分位数＝QUARTILE（数値の範囲，3），のように算出できる．

3) 間隔・比率尺度の場合

　代表値として平均値が，散布度として標準偏差，分散などがある．代表値に中央値や最頻値を用いることもできる．

（1）算術平均（または相加平均：arithmetic mean）

　平均値は，特に指定がない場合は算術平均が用いられ，すべての数値の和をデータ数で割って算出される．数値の特性によって以下に示す幾何平均と調和平均が用いられる場合もある．なおエクセルでは，算術平均＝AVERAGE（数値の範囲）である．

　また，ばらつきの指標は標準偏差で示される．その2乗は分散とよばれ，これもばらつきの指標である．また，分散は2つの群のばらつきの違いを検定する場合にも用いられる．

全数調査でない標本集団の標準偏差は$\frac{1}{n-1}$を乗じて算出します．母集団の標準偏差は$\frac{1}{n}$を乗じて算出します．この場合のエクセル関数は母集団標準偏差＝STDEVP（数値の範囲）となります．

$$分散v = \frac{\Sigma(Xi-\bar{x})^2}{n-1} \qquad 標準偏差s = \sqrt{v} = \sqrt{\frac{\Sigma(Xi-\bar{x})^2}{n-1}}$$

（この場合Xiは，i番目のデータを示し，$\bar{x}$は平均値を示す）

エクセルでは，標準偏差＝STDEV（数値の範囲）で，分散＝VAR（数値の範囲）で算出される．

(2) 幾何平均

幾何平均（または相乗平均：geometric mean）ではデータをすべて掛け合わせて，個数の n 乗根を求める．幾何平均 $= \sqrt[n]{(x_1 \times x_2 \times \cdots \times x_n)}$

〈例〉身長の増加率の平均を求める

増加率＝今年度身長÷前年度身長

幾何平均 $= \sqrt[5]{1.050 \times 1.048 \times 1.091 \times 1.208 \times 1.034} = 1.084$

この値は，5年間の増加率＝1.5 の 5 乗根でもある．

ある児童の身長の推移と増加率

学年	身長（cm）	増加率（%）	5年間の増加率
1	100	—	
2	105	1.050	
3	110	1.048	
4	120	1.091	
5	145	1.208	
6	150	1.034	1.500
算術平均		1.086	
幾何平均		1.084	
5年間の増加率の5乗根			1.084

(3) 調和平均

調和平均（harmonic mean）は，数値の逆数の平均の逆数で算出される．

$$調和平均 = \frac{n}{(1/x_1) + (1/x_2) + \cdots + (1/x_n)}$$

〈例〉100 km の 2 地点を往路 100 km/h，復路 50 km/h で往復した場合の平均時速を求める．

$$調和平均 = \frac{2}{(1/50)+(1/100)} = \frac{2}{(2/100)+(1/100)} = \frac{2}{(3/100)} = \frac{2}{3} \times 100 \fallingdotseq 66.7 \text{ km/h}$$

往路は1時間で移動できるが，復路は2時間かかる．したがって，往復計 200 km を 1+2=3 時間で移動したことになる．よって 200 km÷3 時間≒66.7 km/h となる．調和平均では，この計算を一度に算出できる．なお，エクセルでは，調和平均＝HARMEAN（数値の範囲）である．

2. 相　関

2つの変数で，ある変数が増加するともう1つの変数も増加する（あるいは減少する）傾向を示す場合，相関関係があるといい，1変数の増加でもう1つの変数が増加するときは正の相関があるといい，もう1つの変数が減少するときは負の相関があるという．2つの変数間の関連を示している．相関係数は−1から＋1の間の

表5-2　あるクラスの学生の身長と体重（仮想データ）

No.	身長（cm）	体重（kg）
1	155	54
2	157	58
3	154	49
4	155	52
5	152	52
6	164	60
7	159	55
8	156	58
9	159	49
10	160	52
11	162	56
12	158	53
13	164	56
14	160	59
15	162	62
16	159	56
17	165	60
18	168	64
19	158	60
20	150	46

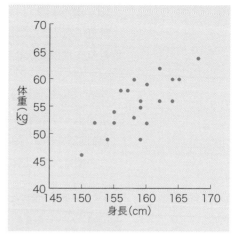

図5-3　あるクラスの身長と体重の相関
　表5-2の20名のデータをプロットすると，散布図となる．

値となり，相関がない場合（無相関）は0となり，相関が強くなるほど絶対値が1に近づく（正の相関では1に，負の相関では−1に近づく）．

相関係数は，対象者数によって意味のある関係であるかどうかが変わります．そこで，統計学的に意味があるかを検定します（p.107 相関係数の検定を参照）．

〈例〉あるクラスの学生の身長と体重の関連（仮想データ）を**表5-2**，**図5-3**に示す．この20名の身長と体重の関連を相関係数でみる．

　このクラスの学生では，身長と体重に正の相関がみられ，身長が高い学生ほど体重も大きいことがわかる．つまり，図でみると横軸に示す身長が大きくなると（横軸でみて右側にあるデータほど），体重も大きくなる（縦軸でみると上のほうにある）ことが示され，右上がりの図となっている．これに対して負の相関がみられる場合は，点の集合が右下がりになってくる．なお，統計学的な有意性については後述する（p.107参照）．なお，エクセルでは，相関係数＝CORREL（Xの数値の範囲，Yの数値の範囲）で算出される．

相関係数$(r) = 0.736$

❸—推定と信頼区間

　統計的な推論には，推定と検定がある．この節では推定について述べる．推定には，点推定と区間推定がある．点推定は標本から母集団の代表値を推定する．

1. 点推定と区間推定

　母集団から標本を抽出した場合，標本平均が点推定，その平均値の分布範囲が区間推定である．この場合，正規分布を仮定している．

　区間推定は，データが正規分布する場合は，次の式によって計算できる．

$$95\%信頼区間：平均値 \pm 1.960 \times \frac{s}{\sqrt{n}}$$

　　± 1.960：正規分布において，内側（左図，色部分）の95%に入らない場合の
X軸の値$= -1.96$より小さいか1.96より大きい

$$99\%信頼区間：平均値 \pm 2.576 \times \frac{s}{\sqrt{n}}$$

　　± 2.576：正規分布において，内側（左図，色部分）の99%に入らない場合の
X軸の値$= -2.576$より小さいか2.576より大きい
（sは標本標準偏差で，nは標本数である）

表5-2 の20名の身長データから

平均値$= 158.9 \, \mathrm{cm}$，　標準偏差$= 4.5$

$$95\%信頼区間：平均値 \pm 1.960 \times \frac{標準偏差}{\sqrt{標本数}}$$

$$下限値：158.9 - 1.960 \times \frac{4.5}{\sqrt{20}} = 156.9$$

$$上限値：158.9 + 1.960 \times \frac{4.5}{\sqrt{20}} = 160.8$$

平均値（95%信頼区間：下限〜上限）：$158.9 \, \mathrm{cm}(156.0 \sim 160.8)$

左図説明：
(y)
0.4
確率密度
0
95%
-1.96　0　1.96 (x)

図では曲線とX軸の面積が1となるように描かれ，xの値が-1.96〜1.96の色部分面積は0.95であり，この範囲が信頼区間となる．逆に，-1.96より小さい値または1.96より大きな値の場合となる確率は5%以下である．
また，99%信頼区間の場合は，色部分面積は0.99となる．

2. 比率尺度の信頼区間

　標本サイズが大きい場合の母集団の比率の区間推定は以下のとおりである．
〈例〉学校保健統計（文部科学省）によるある県の中学生う蝕有病者率と信頼区間
　　受診者数18,333人，う蝕有病者率59.9%
この場合，比率尺度の95%信頼区間（比率尺度をpとし，その場合は0.599）は，

$$p \pm 1.96 \times \sqrt{\frac{p(1-p)}{n}} = 0.599 \pm 1.96 \times \sqrt{\frac{0.599 \times 0.401}{18,333}}$$

$$= 0.599 \pm 0.007 \rightarrow 59.9\%(59.2\% \sim 60.6\%)：平均値（95\%信頼区間）$$

なお，同県の連合学校保健会による全数調査結果（受診率97.1%）では，受診者数は55,544人であり，う蝕有病者率60.2%であった．

　この値は抽出調査結果の有病者率59.9%に近い値であり，95%信頼区間の中に入っていた．約1/3のデータから正確に母集団の推計ができていることになる．

第1種の誤りが起きる確率はαで表されることが多いが，検定の場合はこの確率を有意水準とよび，p=0.05のように表される（pはprobabilityの頭文字）．

❹─検　定

1. 検定と帰無仮説

　検定とは，統計推論上の仮説の検証を行うことである．この場合の仮説とは，差がないことを意味する帰無仮説を示し，その帰無仮説が否定された場合に対立仮説が意味をもち，2群の平均値の差であれば，有意差があることになる．同様に相関係数であれば，有意な正の相関（相関係数がマイナスの場合は負の相関）があることを示す．

　平均値や相関係数などの集団の代表値をμとする．

帰無仮説　　$H_0：\mu_1 = \mu_2$（2つの集団の代表値は等しい）

対立仮説　　$H_1：\mu_1 \neq \mu_2$（2つの集団の代表値は等しくない）

　有意差とは，偶然に起こりにくい場合，つまり「意味のある差」があると考えられる場合に統計学で用いられる表現である．

　つまり，検定とは後に示す変数の尺度に応じて，めったに起こらない（たとえば5％以下＝20回に1回以下しか起こらない）場合の分布の形（正規分布など）に基づく理論値と，実際のデータから計算される値を比較して，稀かどうかを判定することである．多くの場合は，データからの計算値が理論値より大きい場合を有意差ありと判定する．

2. 第1種の誤りと第2種の誤り

　統計的な推測による検定では，事実は帰無仮説が正しい（有意差がない）にもかかわらず，正しくない（有意差がある）結果が導かれることがある．これを第1種の誤りとよび，その確率をαで表す．また，逆に事実は帰無仮説が正しくない（有意差がある）にもかかわらず，正しい（有意差がない）という結果が得られることもある．これは第2種の誤りとよばれ，その確率はβで表される．また，$(1-\beta)$を検出力という．

　検定ではαをより重視して結果が示されており，この場合αを有意水準とよぶ．実際には，5％あるいは1％で判断されることが多い．検定ではβが考慮されていないため，αが5％より大きかった場合に，積極的に「差がない」とはいえず，「差があるとはいえない」というほうが正しい表現である．

3. 検定法の選択

　検定は，用いられている変数のデータの性質によって方法が決まってくる．データそのものを用いる検定（パラメトリック検定：パラメータとは，元々得られた数

値＝母数のことで，その数値を用いる方法）と順序などを用いる検定（ノンパラメトリック検定：パラメータそのものを用いないで，順位の数値などを用いる方法）がある．この場合，比較できるものを比較することが重要である．

　まず，データの数値の特徴を考え，図 5-4 によって用いる検定を大きく分ける．次に，2 つの群の比較か，複数の比較か，関連をみるかについて考え，表 5-3 によって用いる検定法を探す．

　表 5-3 は，図 5-4 でパラメトリック検定か，ノンパラメトリック検定かを決め，次に，どのような分析を行うかを考えた場合に，主に用いられる検定法を示したものである．たとえば，順序尺度で 2 つのグループのデータを比較するとしよう．2 つのグループが別の集団であれば独立標本となるので，中央値検定，Mann-Whitney の U 検定などが検定法となる．

　1 標本の検定は，1 つの集団のみで行うものである．2 標本とは，2 つのグループの比較であり，k 標本とは 3 つ以上の k グループの比較を示す．

　なお，ノンパラメトリック検定では，標本数が少ない場合は，理論的に計算された確率との比較を行うが，標本数が大きい場合（25 あるいは 30 以上の場合），変換式を用いて正規分布に近似するので，正規分布の理論値と比較して検定することができる．

　検定では理論的な数値を得るために自由度という数値を用いる．自由度とは，母集団であればその個数 n で示される．しかし，ある集団から抽出して得られた標本である場合は，$n-1$ となる．多くの場合標本集団から得られた数値を検定に用いることが多いため，$n-1$ となる場合が多い．なお，なぜ $n-1$ となるかを簡単に説明すると，n 個抽出されたデータは自由に取り出せるのは最後の 1 個を除いたものであると解釈することができるためと考えることができる．

4. 検定の実際

1）1 標本の場合

　表（表 5-3）の中の 1 標本とは，1 グループのデータで，検定する場合は，抽出のもととなった集団（母集団）との比較や理論的な分布と標本の分布の比較の場合などである．後者のケースでは，標本が正規分布するかどうかもこの分析で行うこともある．

2）2 標本の場合（2 群を比べる）

　独立した 2 つの標本の差を調べる．この 2 群は例数が異なることもしばしばである．
〈例 1〉データが正規分布している場合

　図 5-4 によりパラメトリック検定が選ばれる．条件を満たす場合も多く，最も用いられる検定法である．

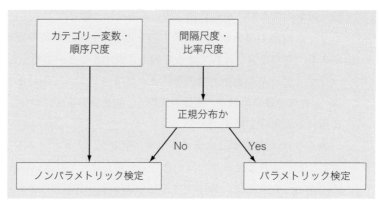

図 5-4　検定方法の適応

表 5-3　変数の尺度と分析内容による検定法の選択

		1 標本の場合	2 標本の場合 関連標本	2 標本の場合 独立標本	k 標本の場合 関連標本	k 標本の場合 独立標本	関連を見る場合
ノンパラメトリック検定	カテゴリー変数（類別変数, 名義変数）	二項検定	McNemar の検定	Fisher の直接確率検定	Cochran の Q 検定	k 組の独立な標本に対する χ^2 検定	連関係数　C
ノンパラメトリック検定		χ^2 による 1 標本検定		2 組の独立な標本に対する χ^2 検定			
ノンパラメトリック検定	順序変数	Kolmogorov-Smirnov の 1 標本検定	符号検定	中央値検定		中央値検定の拡張	Spearman の順位相関係数
ノンパラメトリック検定		1 標本ラン検定	Wilcoxon の符号順位検定	Mann-Whitney の U 検定	Fisher の順位による分散分析 2 元配置	Kruskal-Wallis の順位による分散分析 1 元配置	Kendall の順位相関係数
ノンパラメトリック検定				Kolmogorov-Smirnov の 2 標本検定			Kendall の偏順位相関係数
ノンパラメトリック検定				Wald-Wolfwitz のラン検定			Kendall の一致度係数
ノンパラメトリック検定				過剰反応に関する Moses の検定			
パラメトリック検定	間隔変数		paired t 検定	t 検定	2 元配置分散分析	1 元配置分散分析	Pearson の相関係数
パラメトリック検定	比率変数		Walsh の検定				重回帰分析
パラメトリック検定			対比された対（つい）に対する確率比検定	2 組の独立な標本に対する確率化検定			多重ロジスティック回帰分析
パラメトリック検定			等分散性の F 検定	t-welch 検定			

パラメトリック検定：変数そのものを用いる検定
ノンパラメトリック検定：変数を直接用いず，順序を用いたり，カテゴリーとその割合を用いる検定
　　　（S. ジーゲル著／藤本　熙監訳．ノンパラメトリック統計学―行動科学のために―．マグロウヒルブック，東京，1983．より）

〈例 2〉**図 5-4** に従い 2 群の標本標準偏差に差がない場合

（1）**対応のある 2 群を比べる**

同じ対象者の，介入の前後などの変化をみる場合などに用いる．

A. 名義尺度（順序尺度カテゴリー変数）の場合

表5-4　歯科治療前後での食事形態とADLの変化

食事形態：改善59名，変化なし53名，悪化5名
ADL　　：改善4名，変化なし109名，悪化4名

【歯科治療による食事形態とADL（日常生活動作）の変化】

117名の高齢者に対して歯科治療を行った場合，治療前後で食事形態の改善（悪化）およびADLの改善（悪化）について検討した[1]（**表5-4**）.

【対応のあるカテゴリー変数の検定として符号検定を選択】

①食事形態について

この検定の場合は，変化のある者のみに着目するので，食事形態59(改善)＋5(悪化)＝64名が分析対象となる.　64名は比較的大きな人数のため，この64名が59名と5名に分かれる確率を次式で計算し，正規分布の理論値と比較する.

符号検定は，25例以下の場合は二項分布に従う統計量だが，26例以上の場合は正規分布（平均0，分散1）に近づき，次のZで示す式で表すことができる.

符号検定法は25例までであれば確率計算を行うが，26例以上であると正規分布に近づき（二項分布の正規近似），次の式で表される.

$$Z = \frac{x - \mu x}{\sigma x} = \frac{x - 1/2 \times N}{1/2 \times \sqrt{N}} = \frac{(x - 0.5) - (1/2 \times N)}{1/2 \times \sqrt{N}} = \frac{(59 - 0.5) - (1/2 \times 64)}{1/2 \times \sqrt{64}} = \frac{26.5}{4}$$
$$= 6.625 > 2.576$$

この場合，Nは変化のあったもの全体の数64となり，xは変化のより大きいほうの数59となる.　なお，xがN/2より大きい場合は（x－0.5），小さい場合（x＋0.5）の補正を行う.

有意水準5%の両側検定(大小どちらにずれているかわからない場合の検定)では，$Z_1 = 1.96$，同様に有意水準1%の場合$Z_2 = 2.58$であるから，これをZと比較すると，いずれもZのほうが大きい.　したがって，歯科治療は1%以下の有意水準で改善が多いと判定される.

②ADLについて

次に，ADLについてみると，4（改善）＋4(悪化)＝8名が分析対象となる.　30より小さい場合は直接に組合せから確率を計算する.　考えられる組合せは8名全員悪化から8名全員改善までとなり，その組合せは$2^8 = 256$通りである.　これに対して，4名がいずれかになるまでの確率（つまり，8名全員悪化から4名悪化までの組合せを合計）は，$_8C_0$から$_8C_4$までの組合せの総和となる.

$$_8C_0 + {_8C_1} + {_8C_2} + {_8C_3} + {_8C_4} = 1 + \frac{8}{1} + \frac{8 \times 7}{2 \times 1} + \frac{8 \times 7 \times 6}{3 \times 2 \times 1} + \frac{8 \times 7 \times 6 \times 5}{4 \times 3 \times 2 \times 1}$$

$$= 1 + 8 + 28 + 56 + 70 = 163通り$$

$$\text{したがって,今回の ADL の起こる確率 } p = \frac{163}{256} = 0.637 \text{ である.}$$

これは 5% = 0.05 より大きいため(この場合は 5% 以下,つまり 0.05 以下の場合に有意となる),歯科治療による改善あるいは悪化はみられないと判断できる.

表 5-5　摂食機能療法による摂食状態のレベルの変化

改善	改善の絶対値	人数(人)	平均順位*	改善の順位和	悪化の順位和
−1	1	2	4.5#		9
1	1	6	4.5#	27	
2	2	1	9	9	
5	5	2	10.5	21	
6	6	5	14	70	
7	7	3	18	54	
8	8	5	22	110	
9	9	3	26	78	
計	—	27		369	9

順位(負の数も絶対値で順位をつける)

T = 9
Z = −4.324
p = 0.000008

* データの絶対値の小さい方から,「1,2,3…」と順位をつける.
　同じ値がある場合は,その平均を順位とする.たとえば改善値 5 のデータの順位は 10 と 11 であるので,平均順位=(10+11)/2=10.5 となる.
\# 改善値−1 と 1 は絶対値がいずれも 1 となるため,合わせた人数 2+6=8 の順位はいずれも(1+2+3+4+5+6+7+8)/8=4.5 となる.

B.　順序尺度の場合

【摂食機能療法による摂食状態のレベルの変化について】

脳卒中による入院患者の摂食状態の改善に摂食機能療法が影響を及ぼしたかどうかを検討した[2](**表 5-5**).もとのデータはすべてが改善していたため,仮想データとして 2 例が悪化したことにして例題を考えた.

食事状態のレベルを,悪いほうを 1,最もよい状態を 10 として,10 段階で評価した.摂食機能療法を実施前後の状態の変化を,実施後のレベルから実施前のレベルを引いて変化レベルとした(悪化はマイナスの変化として示される).この変化レベルについて,順位尺度の対応のある 2 群の差の検定を適応し,Wilcoxon の符号順位検定を選択した.

表から改善と悪化の順位和を別々に集計し,その小さいほうを T とする(T=9).総数が 27 であるので,次の式により平均値 0,分散 1 の正規分布に従うことが知られている(なお,総数が小さい場合は,理論値から得られた統計表が統計の専門書に掲載されているので参照されたい).

Wilcoxon の符号順位検定は,25 例以下の場合は統計量が理論上計算されていて表が示されるが,26 例以上の場合は正規分布(平均 0,分散 1)に近づき,次の Z で示す式で表すことができる.

$$Z = \frac{T - \{N \times (N+1)/4\}}{\sqrt{N \times (N+1) \times (2N+1)/24}} = \frac{9 - \{(27 \times 28)/4\}}{\sqrt{(27 \times 28 \times 55)/24}} = \frac{-180}{\sqrt{1732.5}} = -4.324 < -2.576$$

値がマイナスなので，有意水準1%の−Zの値−2.576よりも小さいため（正の値の場合は，2.576より大きいとなる），今回用いた摂食機能療法により食事状態のレベルが有意に改善したといえる．

C．間隔尺度，比率尺度

【メタボリックシンドロームの住民への積極的な指導による腹囲の変化】

ある町で特定健康診査を実施したところ，男性は30名がメタボリックシンドロームに該当した．積極的な特定保健指導を月1回3カ月間行い，再度腹囲を測定した（**表5-6**）．

表5-6　指導前後の腹囲

	平均値（cm）	標準偏差（cm）
指導前：x_1	88.3	2.0
指導後：x_2	85.4	2.1
差（前−後）：d	2.9	2.9

t は次の式で計算される．

$d = x_1 - x_2$ となるが，その差の検定は t 検定で行い，次の式で計算される．

$$t = \frac{|d|}{\dfrac{s}{\sqrt{n}}} = \frac{2.9}{\dfrac{2.9}{\sqrt{30}}} = 5.477 < 2.763 = t\,(p = 0.025,\ 自由度 = 29):t 分布の理論値$$

この集団の腹囲は有意に減少した（ただし，減少することが明らかで，その検定を行う場合は t = 2.462｜p = 0.05, 自由度 = 29｜より大きい値であれば有意となる）．したがって，この集団に対する積極的な特定保健指導は有効であったといえる．

表5-7　間食の摂取状況別にみた3歳児う蝕の有病状況

		う蝕		
		あり	なし	計（人）
間食	よく食べる	30（75.0%）	10（25.0%）	40
	食べない	28（35.0%）	52（65.0%）	80
		58（48.3%）	62（51.7%）	120

$\chi^2 = 15.521$　　　　　　　　$p < 0.001$

表5-8　期待度数の計算

	疾患		
	あり	なし	計
要因あり	a	b	a+b
要因なし	c	d	c+d
計	a+c	b+d	a+b+c+d

（2）独立した（対応のない）2群を比べる

A．名義尺度（順序変数カテゴリー変数）の場合

【3歳児う蝕の間食摂取状況による比較（仮想データ）】

3歳児のう蝕有病状況を分析したところ，間食をよく食べると述べている群のほ

うが，間食を食べない群と比較して，う蝕有病者率が高い．**表 5-7** のような表は，2×2 の分割表といわれ，χ^2 検定で検定される（p.116 参照）．

2×2 分割表の χ^2 は次式で計算される．

$$\chi^2 = \frac{n \times \left(\mid a \times d - b \times c \mid - \dfrac{n}{2} \right)^2}{(a+b)(c+d)(a+c)(b+d)} = \frac{120 \times (\mid 1560 - 280 \mid - 120 \div 2)^2}{40 \times 80 \times 58 \times 62}$$

$$= \frac{178608000}{11507200} = 15.521 > 3.841 = 理論値 \chi^2 (p = 0.05, 自由度 (2-1) \times (2-1) = 1)$$

したがって，間食をよく食べる群は食べない群より，う蝕有病者率が有意に高い．

表 5-8 のような分割表の場合，要因ありで疾患ありの期待度数は次のように計算される．

$$期待度数 Ea = \frac{(a+b) \times (a+c)}{a+b+c+d} = \frac{(30+10) \times (30+28)}{30+10+28+52} = 19.33\cdots$$

表 5-7 の例では，間食をよく食べう蝕ありの期待度数（Ea）は 19.3 となる．同様の計算を行った結果 1 つの部分（セルとよぶ）の期待度数が 5 未満であれば，Fisher の直接確率計算法（p. 121 参照）を用いる．

2×2 分割表の自由度
表側の自由度が 2−1
=1，表頭の自由度が
2−1＝1 となります．
分割表の場合それらの
積が自由度となり，分
割表の自由度＝1×1
=1 となります．

B. 順序尺度の場合

表 5-9　歯ブラシ α，β 使用 1 カ月後の OHI データと比較結果

	OHI									
α	1.67	0.17	2.33	0.50	0.83	2.67	3.50	1.33	1.50	3.17
β	2.00	2.50	4.00	3.67	1.00	3.00	2.17	0.33	2.83	1.83

	n	順位和（R）	U 値
α	10	90	35
β	10	120	65

【2 つの歯ブラシの使用における OHI の差】

2 つのグループに異なる歯ブラシ α と β を使ってもらい，1 カ月後の OHI を比較した（**表 5-9**）．

U の理論値は，片方の群が 8 以下の場合，9 から 20 の場合，20 より大きい場合に分けて計算される．この場合 10 例であるので，2 番目の計算である．R は順位和である．

$$U_\beta = n_\alpha \times n_\beta + \frac{n_\alpha \times (n_\alpha + 1)}{2} - R_\alpha = 10 \times 10 + \frac{10 \times 11}{2} - 90 = 65$$

$$U_\alpha = n_\beta \times n_\alpha + \frac{n_\beta \times (n_\beta + 1)}{2} - R_\beta = 10 \times 10 + \frac{10 \times 11}{2} - 120 = 35$$

このうち小さいほうがUとなるため

$U = U_a = 35 > 23 = $ 理論値U　$(p = 0.05：両側検定,\ n_1 = 10,\ n_2 = 10)$

したがって，この2つの歯ブラシ使用後の口腔清掃状態に差があるとはいえない．

Mann-Whitney の検定における U の理論値の表
有意水準 p＝0.025 の片側検定か，あるいは p＝0.05 の両側検定に対する U の理論値

n_1 ＼ n_2	9	10	11	12	13	14	15	16	17	18	19	20
1												
2	0	0	0	1	1	1	1	1	2	2	2	2
3	2	3	3	4	4	5	5	6	6	7	7	8
4	4	5	6	7	8	9	10	11	11	12	13	13
5	7	8	9	11	12	13	14	15	17	18	19	20
6	10	11	13	14	16	17	19	21	22	24	25	27
7	12	14	16	18	20	22	24	26	28	30	32	34
8	15	17	19	22	24	26	29	31	34	36	38	41
9	17	20	23	26	28	31	34	37	39	42	45	48
10	20	23	26	29	33	36	39	42	45	48	52	55
11	23	26	30	33	37	40	44	47	51	55	58	62
12	26	29	33	37	41	45	49	53	57	61	65	69
13	28	33	37	41	45	50	54	59	63	67	72	76
14	31	36	40	45	50	55	59	64	67	74	78	83
15	34	39	44	49	54	59	64	70	75	80	85	90
16	37	42	47	53	59	64	70	75	81	86	92	98
17	39	45	51	57	63	67	75	81	87	93	99	105
18	42	48	55	61	67	74	80	86	93	99	106	112
19	45	52	58	65	72	78	85	92	99	106	113	119
20	48	55	62	69	76	83	90	98	105	112	119	127

（S.ジーゲル著／藤本　熙監訳：ノンパラメトリック統計学―行動科学のために―．マグロウヒルブック，東京，1983．より）

C. 間隔尺度，比率尺度

①標本の分布が正規分布を仮定できる場合

　正規分布と考えられる2つの独立した2群間の比較には t 検定が用いられる．この場合，2群の分散が等しい場合と等しくない場合で用いる方法が異なる．

【2クラスの身長の平均に差があるか】（**表5-10**，**図5-5**）

クラスA：平均値 $\mu_A = 162.50$，　分散 $v_A = 16.58$，　$n_A = 20$

クラスB：平均値 $\mu_B = 157.48$，　分散 $v_B = 16.09$，　$n_B = 25$

分散が等しいかどうか（等分散性）の検定

　F検定は，2つの群の分散 v_A と v_B で計算される．この場合，分母に小さな数値を用いる（この場合は v_B）．

$$F = \frac{v_A}{v_B} = 16.58 \div 16.09 = 1.03 < 2.11 = 理論値 F　（p = 0.05，自由度 1 = 25 - 1,$$
自由度 $2 = 20 - 1$）

表5-10　2クラス（A，B）の学生の身長

A	168	156	163	158	162	164	161	156	169	167
	168	163	160	165	163	162	168	158	159	160
B	155	157	154	155	152	164	159	156	159	160
	162	158	164	160	162	159	165	158	158	150
	152	154	156	153	155					

(cm)

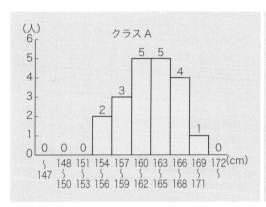 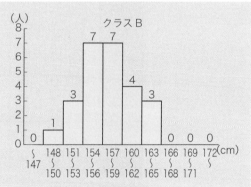

図5-5　2クラス（A，B）の学生の身長

分散に有意差があるとはいえない，つまり等分散である．

そこで，対応のない2群間の t 検定を行う．

$$t = \frac{|\mu_A - \mu_B|}{\sqrt{(1/n_A + 1/n_B)} \times \sqrt{\dfrac{(n_A - 1) \times \sigma_A + (n_B - 1) \times \sigma_B}{n_A + n_B - 2}}}$$

$$= \frac{|162.50 - 157.48|}{\sqrt{\dfrac{1}{20} + \dfrac{1}{25}} \times \sqrt{\dfrac{(19 \times 16.58) + (24 \times 16.09)}{20 + 25 - 2}}} = \frac{5.02}{0.3 \times 4.038} = 4.14 > 3.531$$

$$= t(0.001, 43 \quad 両側検定)$$

したがって，クラス A の平均身長はクラス B の平均身長より高いといえる．

【2クラスの身長の平均に差があるか（仮想データ）】（**表5-11**，**図5-6**）

クラス C：平均値 $\mu_C = 160.4$，　分散 $v_C = 10.15$，　$n_C = 20$

クラス D：平均値 $\mu_D = 158.4$，　分散 $v_D = 24.58$，　$n_D = 25$

分散が等しいかどうか（等分散性）の検定

$$F = \frac{v_D}{v_C} = 24.58 \div 10.15 = 2.42 > 2.11 = 理論値 F　(p = 0.05，自由度 1 = 25 - 1,$$
自由度 $2 = 20 - 1)$

分散に有意差があるといえる，つまり分散は等しくない．

図5-4 に従い，ノンパラメトリック検定を選択するか，修正式を用いたウェルチ

表5-11 2クラス（C, D）の学生の身長

C	157	158	157	155	162	160	159	156	159	160
	162	163	164	160	162	162	168	165	159	160
D	155	157	159	155	152	164	159	156	159	160
	162	158	164	160	162	159	168	158	158	150
	152	154	171	153	155					

(cm)

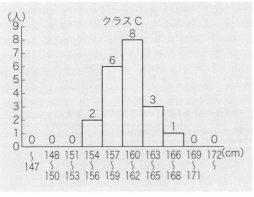 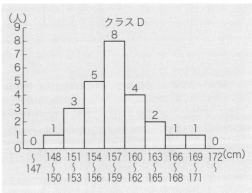

図5-6 2クラス（C, D）の学生の身長

（Welch）の t 検定（t-welch）を利用して，パラメトリック検定を行う方法もある．

ウェルチの t 検定の自由度
ウェルチの t 検定の自由度は $n-1$ を用いず，右式により自由度 v を計算して検定を行います．

$$t\text{-welch} = \frac{|\mu_C - \mu_D|}{\sqrt{(v_C/n_C + v_D/n_D)}} = \frac{|160.4 - 158.4|}{\sqrt{(10.15/20) + (24.58/25)}} = \frac{2.0}{\sqrt{1.491}} = \frac{2.0}{1.221}$$

$$= 1.638 < 2.0195 = 理論値\ t\ （p = 0.05, 自由度41, 両側検定）$$

（自由度は次の式で算出し，小数点以下を切り捨てる）

$$自由度\ v = \frac{(v_C/n_C + v_D/n_D)^2}{(v_C/n_C)^2/(n_C-1) + (v_D/n_D)^2/(n_D-1)}$$

$$= \frac{(10.15/20 + 24.58/25)^2}{(10.15/20)^2/19 + (24.58/25)^2/24} = \frac{2.222}{0.0136 + 0.04028} = 41.239 ≒ 41$$

　したがって，クラスCとクラスDの平均身長に，有意な差はみられなかった．
②標本の分布が正規分布ではない場合
　Mann-Whitney の U 検定
【小学校でのフッ化物洗口実施後の中学校での評価】
　ある町内の1小学校でフッ化物洗口が実施され8年が経過した．対象の中学校には，フッ化物洗口を実施していない小学校からも進学し，小学校でのフッ化物洗口経験がある生徒とない生徒が混ざっている．小学校でのフッ化物洗口のう蝕予防評価を中学校で評価する．
　まず，1年生のDMFT（1人平均う歯数）の度数分布（図5-7）をみたところ，0が最も多く，偶数がやや多い，変則的な二項分布のようであった．正規分布では

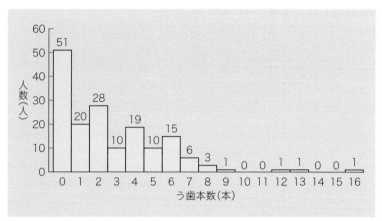

図5-7　DMFTのヒストグラム

表5-12　小学校でのフッ化物洗口法実施の有無別のDMFT（中学校1年生）

フッ化物洗口	n	平均DMFT	順位和	U
経験なし	113	2.90	10020	2410
経験あり	53	2.08	3841	3579

Mann-WhitneyのU＝2410（上記の2つのU値のうち小さいほう）

ないため，**図5-4**に従ってノンパラメトリック検定を選択した．さらに，表に従って，対応のない2群間の検定にあたるため，Mann-WhitneyのU検定により実施群と未実施群の差の検定を実施した．その結果，1年生では次の**表5-12**のような結果が得られた．

　対象者数が多いので，正規分布に近似するため，

　標本数nが20より大きい場合は，Uの分布が正規分布に近づくので次式で平均値0，分散1の正規分布に変換したZを算出し検定を行う．

$$Z = \frac{U - \dfrac{n_1 \times n_2}{2}}{\sqrt{\left(\dfrac{n_1 \times n_2 \times (n_1 + n_2 + 1)}{12}\right)}} = \frac{2410 - \dfrac{113 \times 53}{2}}{\sqrt{(113 \times 53 \times (113 + 53 + 1) \div 12)}} = \frac{-584.5}{288.7} = -2.025$$

　　$Z = -2.025$，$p = 0.039$（両側検定）

したがって，1年生では小学校でフッ化物洗口を実施した群（者）は，未実施の群（者）と比べて有意にDMFTが低かった（**図5-8**）．

　同様に2年生では，$U = 3052$，$Z = -2.357$，$p = 0.018$（両側検定）と，1年生と同じくフッ化物洗口群では，DMFTが有意に低かった（**図5-8**）．

　3年生は実施校出身でもフッ化物経験はない．$U = 3184$，$Z = -0.960$，$p = 0.337$（両側検定）と，2群間にDMFTの有意差はみられなかった（**図5-8**）．

　なお，確率が0.05以下の場合は有意だが，0.1より小さいが0.05より大きい場合は，標本数が少ないために確率が大きくなる場合があるので，追加してデータを収集して再検討するほうがよいと考えられる．

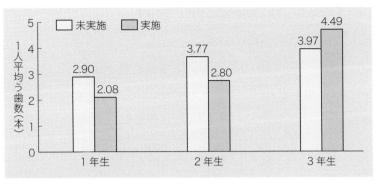

図 5-8　小学校でのフッ化物洗口法実施の有無別の DMFT
　分布が正規分布でないため，ノンパラメトリック検定で比較する．この場合，Mann-Whitney の U 検定を行う．

3）3 組以上の群間の比較（k 標本の場合）

　表 5-3 に応じて，データの尺度別に関連の有無を考慮して検定法を選択する．

（1）名義尺度

　関連がある場合は Cochran の Q 検定を，関連がない場合は k 組の独立した標本に対する χ^2 検定を用いる．

（2）順序尺度

　関連がある場合は Fisher の順位による分散分析 2 元配置を用い，関連のない場合は中央値検定の拡張あるいは Kruskal-Wallis の順位による分散分析 1 元配置を用いる．

（3）間隔尺度・比率尺度

　関連がある場合は 2 元配置分散分析を用い，関連のない場合は 1 元配置分散分析を用いる．

5. 相関係数の検定

【身長と体重の相関（仮想データ）】

　前述の身長と体重（p.94 の例）について，この関連に統計学的に意味があるか相関係数の検定を行ってみよう．

　相関係数は，**表 5-13** のように算出され，相関係数は下記の式の t 分布に従うことが知られている．**表 5-13** で算出された相関係数 r＝0.736 を用いて，検定を行う．

$$t=|\,r\,|\times\frac{\sqrt{n-2}}{\sqrt{(1-r^2)}}=0.736\frac{\sqrt{18}}{\sqrt{(1-0.736^2)}}=4.612$$

　この t 値は，自由度 n － 2 の t 分布に従うので，両側検定の有意確率は，エクセル関数で次のように計算される．

　p＝T.DIST.2T（t 値，自由度）＝T.DIST.2T（4.612，20－2）＝0.0002

表5-13　あるクラスの身長と体重と相関係数の算出とその検定

No.	x：身長（cm）	y：体重（kg）	x^2	y^2	xy
1	155	54	24,025	2,916	8,370
2	157	58	24,649	3,364	9,106
3	154	49	23,716	2,401	7,546
4	155	52	24,025	2,704	8,060
5	152	52	23,104	2,704	7,904
6	164	60	26,896	3,600	9,840
7	159	55	25,281	3,025	8,745
8	156	58	24,336	3,364	9,048
9	159	49	25,281	2,401	7,791
10	160	52	25,600	2,704	8,320
11	162	56	26,244	3,136	9,072
12	158	53	24,964	2,809	8,374
13	164	56	26,896	3,136	9,184
14	160	59	25,600	3,481	9,440
15	162	62	26,244	3,844	10,044
16	159	56	25,281	3,136	8,904
17	165	60	27,225	3,600	9,900
18	168	64	28,224	4,096	10,752
19	158	60	24,964	3,600	9,480
20	150	46	22,500	2,116	6,900
合計（Σ）	3,177	1,111	505,055	62,137	176,780

$$S_{xx} = \Sigma x_i{}^2 - \frac{(\Sigma x_i)^2}{n} = n(\overline{x^2} - \overline{x}^2)$$
$$= 388.55$$

$$S_{yy} = \Sigma y_i{}^2 - \frac{(\Sigma y_i)^2}{n} = n(\overline{y^2} - \overline{y}^2)$$
$$= 420.95$$

$$S_{xy} = n(\overline{xy} - \overline{x}\,\overline{y}) = 20[(176780/20)$$
$$- (3177/20)(1111/20)] = 297.65$$

$$r = \frac{S_{xy}}{\sqrt{(S_{xx} \cdot S_{yy})}} = 0.735981967$$

相関係数 r は，次の式の t 分布に従う

$$t = |r| \times \frac{\sqrt{n-2}}{\sqrt{1-r^2}} = 4.612262594$$

$$p = 0.0002$$

【子どもが多く生まれる地域とう蝕有病者率の地域相関】

　ある地域のデータ分析の結果，出生順が遅いほど3歳児のう蝕が多かった．そこで，子どもが多く生まれる地域は，2人目，3人目などのう蝕が多いのではないか（3人目以降の出生割合とう蝕有病者率の関連）と考え，次の分析を行った．

　変数1：都道府県の3人目以降出生割合（人口動態統計から算出），出生数のうち3人目以降の子どもの生まれる割合

　変数2：変数1の3年後の3歳児う蝕有病者率

　変数2の分布をみたところ，変数1の分布に偏りがみられ，正規分布といえない状況であった（**図5-9**）．そこでノンパラメトリック検定の中から，順序尺度の相関分析法の中からSpearmanの順位相関係数を用いることとした．データを順位で置き換えた順序データを用いて，Spearmanの順位相関係数を算出する（**表5-14**）．

　$r_s = 0.450$

　Nが10より大きい場合，Spearmanの順位相関係数は次の t 分布に従うことが示されている．

$$t = r_s \times \sqrt{\frac{(N-2)}{(1-r_s{}^2)}} = 3.380, \qquad p = 0.0015 < 0.01$$

したがって，都道府県で出生が多いと考えられる地域の指標にあたる第3子以降出生割合と3歳児う蝕有病者率に有意な正の相関がみられた．つまり，出生が多い地域ほど3歳児う蝕が多くなると考えられた．すなわち，地域特性として子どもが多く生まれる地域は小児う蝕が多いといえる（**図5-10**）．

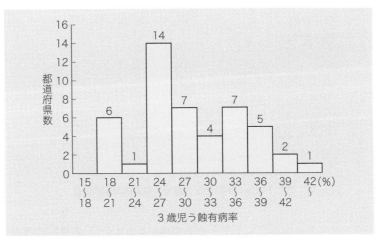

図 5-9　都道府県別の 3 歳児う蝕有病者率のヒストグラム

表 5-14　都道府県別の平成 16 年第 3 子以降出生割合と平成 19 年度 3 歳児う蝕有病者率

	3歳有病者率	第3子以降（%）		3歳有病者率	第3子以降（%）		3歳有病者率	第3子以降（%）
北海道	27.4	14.2	石　川	26.6	14.9	岡　山	25.9	16.4
青　森	40.2	15.9	福　井	25.7	15.5	広　島	21.6	14.6
岩　手	33.9	15.9	山　梨	33.8	15.5	山　口	25.3	16.5
宮　城	36.9	13.3	長　野	25.1	15.4	徳　島	34.4	14.6
秋　田	38.9	13.4	岐　阜	19.4	14.1	香　川	33.1	14.9
山　形	35.7	14.2	静　岡	19.8	13.5	愛　媛	27.9	15.3
福　島	37.8	16.6	愛　知	18.3	13.3	高　知	30.3	16.5
茨　城	30.0	14.1	三　重	30.0	14.1	福　岡	26.3	15.5
栃　木	28.5	13.0	滋　賀	26.3	14.6	佐　賀	38.7	20.0
群　馬	28.5	14.5	京　都	24.6	14.3	長　崎	37.3	17.8
埼　玉	24.6	13.0	大　阪	26.2	14.4	熊　本	30.7	17.6
千　葉	26.8	12.3	兵　庫	20.9	13.6	大　分	40.0	16.5
東　京	18.4	11.3	奈　良	27.7	14.4	宮　崎	34.8	18.0
神奈川	19.9	11.9	和歌山	29.2	15.7	鹿児島	33.8	18.4
新　潟	24.3	14.2	鳥　取	24.8	16.8	沖　縄	42.9	25.5
富　山	32.5	13.5	島　根	26.0	18.0			

❺─保健情報の多変量解析

　多変量解析は，多数の方法が存在する．従属変数（目的変数）Y を複数の独立変数（説明変数）Xi の多項式で示されるが，それぞれの変数の特徴に応じた方法を選択することが大切である．ここでは，その中から 3 例を紹介するが，その他の方法については，より詳細な統計学の成書を参照してほしい．

交絡因子
交絡因子とは，病気とリスク因子の関連に影響を与える別の因子で，病気とリスク因子，両者とも関連があるものです．

1. 交絡因子のある場合

　2 つの要因 A，B が C といずれも関連がある場合で，次に示すことが起こりうる．

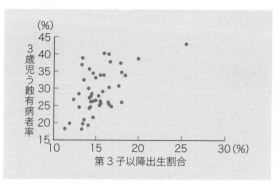

図5-10　第3子以降出生割合と3歳児う蝕有病者率の関連

AとBに関連があり，BとCの関連がある場合に，実際にはAとCに関連がなくても，みかけ上関連がみられる場合がある．この場合Bが交絡因子である．また，本来みられる関連が交絡因子によりみられなくなる場合もある．交絡因子は研究デザインを考慮して調査することが重要である．しかし，そのような場合でも分析で交絡を評価する必要があり層化を行うか，多変量解析を用いて影響をなくす必要がある．

2. 層化を行う場合

まず，要因A1とA2で分けた上でBとCの関連を検討する．ある方法で2つの分割表を合わせて，全体の影響を考える．この方法をMantel-Haenzelの方法とよび，χ^2値が算出される．

【3歳児う蝕への歯磨きおよび間食の影響（仮想データ）】（表5-15）

3歳児のう蝕に歯磨きをよくする群はあまりしない群よりう蝕有病者率が低かった．また，間食をよく食べる群よりあまり食べない群はう蝕有病者率が低かった．間食の状況で分けて歯磨きとう蝕状況の関連をみると，間食のいずれの群でもこれらの関連は有意でなかった．Mantel-Haenzelによるχ^2検定でも，関連はみられなかった．これに対して，歯磨きで分けた場合には，間食とう蝕に有意な関連が認められ，Mantel-Haenzelによるχ^2検定でも関連がみられた．これらの結果は直接関連を分析しただけでは，他の要因によって結果が有意となった（逆のケース，有意でないのに有意となる場合もある）．つまり，歯磨きは直接3歳児う蝕に関連があるのではなく，間食の影響を受けて関連がみられるようになったと考えられる．この場合，間食の摂取状況が交絡因子であったといえる．

3. 多変量解析の例

1）重回帰分析

従属変数は間隔尺度か比率尺度であり，説明変数は同様の変数か，0，1データである必要がある．0，1データが用いることができるため，カテゴリー変数では，「あ

表5-15 歯磨きおよび間食の摂取とう蝕の関連とそれらの要因間の影響

① 歯磨き，間食とう蝕の関連

		う 蝕		
		あり	なし	総計
歯磨き	よくする	28 (40.0%)	42 (60.0%)	70
	あまりしない	30 (60.0%)	20 (40.0%)	50
		58 (48.3%)	62 (51.7%)	120
	χ² = 3.905			p < 0.05
間 食	よく食べる	30 (75.0%)	10 (25.0%)	40
	食べない	28 (35.0%)	52 (65.0%)	80
		58 (48.3%)	62 (51.7%)	120
	χ² = 15.521			p < 0.001

② 間食の摂取状況別にみた歯磨きとう蝕の関連

間 食	歯磨き	う 蝕		総計	χ² =
		あり	なし		
よく食べる	よくする	14 (70.0%)	6 (30.0%)	20	
	あまりしない	16 (80.0%)	4 (20.0%)	20	0.133 NS
		30 (75.0%)	10 (25.0%)	40	
食べない	よくする	14 (28.0%)	36 (72.0%)	50	
	あまりしない	14 (46.7%)	16 (53.3%)	30	2.110 NS
		28 (35.0%)	52 (65.0%)	80	

χ²M－H = 2.563　　　　有意差なし

③ 歯磨きの状況別にみた間食摂取とう蝕の関連

歯磨き	間 食	う 蝕		総計	χ² =
		あり	なし		
よくする	よく食べる	14 (70.0%)	6 (30.0%)	20	
	食べない	14 (28.0%)	36 (72.0%)	50	8.823 p < 0.01
		28 (40.0%)	42 (60.0%)	70	
あまりしない	よく食べる	16 (80.0%)	4 (20.0%)	20	
	食べない	14 (46.7%)	16 (53.3%)	30	4.253 p < 0.05
		30 (60.0%)	20 (40.0%)	50	

χ²M-H = 14.064　　　　P < 0.001

る・ない」であればそれぞれ0と1をあてるなどして，活用することもできる．市町村の3歳児う蝕有病者率に影響を及ぼす要因がいくつか考えられた．地域相関分析であるが，要因の間の影響も考えて，3歳児う蝕有病者率を説明変数で表せるかどうか分析を試みた．

$$Y = a + b_1X_1 + b_2X_2 + b_3X_3 + \cdots\cdots + b_nX_n$$

【市町村の3歳児う蝕有病者率を市町村の複数の指標で説明できるかを検討】（**表5-16**）

　従属変数：市町村別3歳児う蝕有病者率

　独立変数：乳幼児歯科予防処置実施，人口，合計特殊出生率，管轄保健所に歯科専門職配置あり（H12），市町村に歯科専門職配置あり（H14）

　　合計特殊出生率は増加するとう蝕有病者率が増加し，人口が多い市町村ほどう蝕が少ない．また，乳児歯科予防処置を実施している場合，管轄保健所に歯科専門職

表5-16　市町村の３歳児う蝕有病者率の関連要因とその相関係数

説明変数	b	p
合計特殊出生率（H12）	12.987	0.0000
人口（H14）	−0.00004	0.0000
乳幼児歯科予防処置実施	−2.061	0.0000
保健所歯科専門職有無（H12）	−1.495	0.0002
市町村歯科専門職有無（H14）	−1.956	0.0060

r = 0.3944, r² = 0.1555

表5-17　ある町における３歳児う蝕と関連要因

	オッズ比	95%信頼区間		p 値
		下限	上限	
２歳児歯科健診受診				
健診未受診	1.788	1.002	3.191	0.049
出生順第１子				
第２子	1.568	1.046	2.351	0.029
第３子	3.773	2.294	6.208	0.000
１歳６カ月飲み物：牛乳・ミルク				
ジュース・イオン飲料	1.606	1.105	2.333	0.013
その他の飲料	2.925	1.291	6.628	0.010
１歳６カ月：哺乳瓶使用あり				
なし	1.446	0.987	2.119	0.059

がいる場合，市町村に歯科専門職がいる場合は，う蝕が少ない．これらは，それぞれの影響が除かれ，独立して影響を及ぼしている可能性が高い．

　なお，r² は決定係数あるいは寄与率とよばれ，相関係数の２乗である．その意味は，これらの５つの変数で，う蝕の15.5%を説明できることを示している．

2）多重ロジスティック回帰分析

　従属変数が名義尺度で２つの値をとる場合に，説明変数も２値データやカテゴリーデータで表すとき，多重ロジスティック回帰分析を用いて検定を行う．

【３歳児う蝕を増加する要因の分析】

　ある町の３歳児でう蝕の有無をそれぞれ関連のあった変数を用いて多重ロジスティック回帰分析を行って，関連のある項目をみいだす．

　３歳までの変数を用いて３歳児う蝕の有無を説明できるか．多重ロジスティック回帰分析を行った結果，１歳６カ月時点のよく飲む飲料，出生順，２歳児歯科健康診査の受診は有意な関連がみられた（**表5-17**）．

⑥—その他

1．推定と検定の使い分け

　点推定および区間推定でも，検定であっても，差を示すことはできる．２群の差

を考えると，正規分布するデータであれば2群のそれぞれの平均値を重視する必要があるので，平均値と信頼区間が重要と考えられる．しかし，検出力と有意水準を考え合わせると，次のような解釈もできる．標本サイズが大きい場合は検出力が大きくなり，信頼区間が小さくなることが示され，その群の代表値が区間の間にあることが示されている．検定では有意差があるかないかのみしか示されないため，推定のほうが情報が多いといえる．しかし，標本サイズの大きな場合の検定は，有意差が出ることも多くなる．そこで，標本サイズが大きい場合は推定（点推定と区間推定）を用い，標本サイズが小さいときに検定を行うことが推奨されている．

2. 因果関係について

　関連があっても原因と結果が証明されたわけではない．このような原因・結果の関係を因果関係とよぶ．因果関係を証明するためには，いくつかの条件を満たす必要がある（p.20〜22参照）．

　表5-17でみると，第3子以降の割合が多いと小児う蝕が多い．これは，時間的には3年前の出生割合をみており，この因子が結果であるう蝕有病状況より前にあることは正しい．しかし，生物学的に1人目と2人目，3人目以降で歯のう蝕抵抗性が低くなることは考えにくい．ということは，出生後の何かの環境要因がう蝕の増加を引き起こすと考えられ，出生順そのものがう蝕の要因ではないと考えることができる．

参 考 文 献

1) 斎藤　徹ほか：歯科治療を施行した高齢者の食事形態の改善（悪化）およびADLの変化について．老年歯科，17（1）：15-20，2002．
2) 新名由利子ほか：脳卒中ユニットにおける看護師を中心とした摂食機能療法．脳卒中．31：23-28，2009．
3) S. ジーゲル著／藤本　熙監訳：ノンパラメトリック統計学—行動科学のために—．マグロウヒルブック，東京，1983．
4) Gardner MJ and Altman DG. Confidence intervals rather than P values: estimation rather than hypothesis testing. BMJ, 292：746-750, 1986.
5) 福富和夫，橋本修二：仮説検定　保健統計・疫学　改訂3版．南山堂，東京，2005，129-130．
6) 重松逸造：ブルーバックス　疫学とは何か　原因究明の科学．講談社，東京，1977，69-71．
7) 金澤紀子，武井典子，合場千佳子，岩久正明編：歯科衛生研究の進め方　論文の書き方．医歯薬出版，東京，2007．
8) 安井利一監修／尾崎哲則編：わかりやすいビジュアル歯科保健医療統計学．医歯薬出版，東京，2008．
9) 丹後俊郎著：新版　医学への統計学．朝倉書店，東京，1998，247-248．

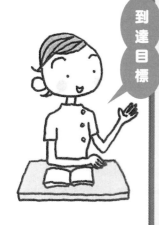

6章 保健情報の分析演習

到達目標

❶検定の流れを述べることができる.

❷t 検定を説明できる.

❸χ^2 検定を説明できる.

❹図表の種類と特徴を述べることができる.

❺図表作成の基本事項をあげることができる.

❻図表を作成できる.

❶—解析と検定の演習

検定
標本を基準に母集団の
特徴や状態について,
何らかの仮説を設けそ
の妥当性を確率的に検
証する方法のこと.

　歯科衛生士も日常の診療の中でさまざまなデータに触れている. 患者の問診およ
び診療録から得られる情報, 歯科衛生士の業務記録から得られる情報など, その情
報は埋もれたままになっていないだろうか. あるいは, これから得ようとする情報
から, 社会貢献できる, 何か社会に還元できるものはないだろうか. 得られた, あ
るいは得ようとするデータがどういった性質をもつものか, どのように統計的手法
を用いて解析すればよいのか. 知らないままで進めていくと, せっかく得られた
データが有効に働かずに失われていく.

　この章では, 保健医療の中で歯科衛生士が比較的目にすることの多い t 検定およ
び χ^2 検定を中心に演習形式で述べる.

1. 検定を行う前に

1) データの種類とデータの分布

　データのもつ性格は4つに分けられる (p. 89〜90 参照). データがどの性格のも
のであるかは重要なことで, データの種類によって用いる統計手法も異なってく
る. どの統計手法を利用するかは, データをよく読み解くことが必要である.

　データを読み解くとは, まず, 解析しようとするデータが名義尺度なのか, 順序
尺度なのか, 間隔尺度なのか, 比率尺度なのか, どれにあたるのかを明確にするこ

とである.

　そして，数量データ（間隔尺度と比率尺度）は，その分布が正規分布であるかないかで，パラメトリック検定およびノンパラメトリック検定を選ぶのかが左右される．したがって，得られた数量データは必ずヒストグラムを作成して正規性を確認する．正規分布であるものはパラメトリック検定の手法の中から適した検定方法を選ぶ．正規分布でないものは，分布にかかわらず用いることができるノンパラメトリック検定を用いる（**図 5-4**，**表 5-3** 参照）.

2) 検定の流れ

　データの種類，検定方法が決まれば仮説の設定を行い，適切な検定を進めていく．**図 6-1** に検定の手順を示す．5 章❹-1.検定と帰無仮説の帰無仮説と対立仮説を再度読んでほしい（p. 96 参照）．帰無仮説は 2 群の間に「差がない」という仮説で H_0 と略す．対立仮説は 2 群の間に「差がある」という仮説で H_1 と略す．有意水準とはめったに起こらないことが起こる確率のことで，帰無仮説が誤って棄却される確率のことである．通常 a で表し，5%（$a = 0.05$）を用いることが多い（厳密性が求められる場合は 1%，0.1%が選択される）.

　次に，**図 6-1** の検定のフローに沿って説明する.

正規分布
自然現象，社会現象，経済現象等には正規分布する現象が多くあります．釣鐘状の対称的な形の連続確率分布を示します.

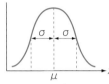

$x : N(\mu, \sigma^2)$ と表す.
$\begin{cases} \mu : 平均 \\ \sigma^2 : 分散 \end{cases}$

標準正規分布
平均 0，分散を 1 とした特定の正規分布です.

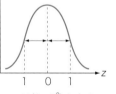

$z : N(0, 1^2)$ と表す.
$x \rightarrow z$
$z = \dfrac{x - \mu}{\sigma}$
$\begin{cases} \mu : 平均 \\ \sigma = 標準偏差 \end{cases}$

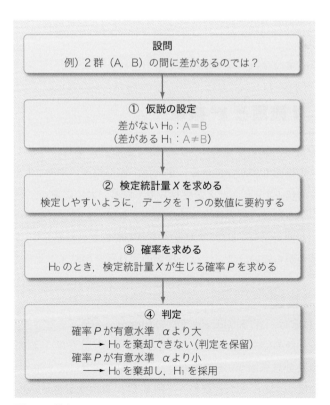

図 6-1　検定のフロー
（市原清志：バイオサイエンスの統計学　正しく活用するための実践理論．南江堂，東京，1990. より）

統計的有意性
両側5%に入ることは
めったに起こらないほ
どのことを表し、「有
意である」といいます.

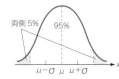

① 設問「A，B群の間には差がある」ことを証明したい.

② つまり，対立仮説「A，Bの2群の間に差がある」と，本当はいいたい. しかし，対立仮説を証明するために，「2群の間に差がある」といいたいところを，あえて帰無仮説「2群の間に差はない」という仮説を立てる. 帰無とは，無に帰すという意味で，帰無仮説とは，本当は否定し，棄ててしまいたい仮説のことである.

③ 検定統計量 X を求める

たとえば，A，Bの2群の各平均値を求め，その平均値の差を検定統計量 X とする. この検定統計量は2群の差を表す数値であれば何でもよい.

④ 確率を求める

帰無仮説 H_0 から検定統計量 X（ここでは平均値の差）の期待値は0であるが，実際にはある大きさをもっている. そこで確率的に，その差が十分起こり得るものかどうかを調べる. そのためには，検定統計量 X の理論分布が必要となるが，実際には統計数値表から検定統計量 X の生じる確率が求められる.

⑤ 判定する

検定統計量 X の生じる確率 P が有意水準 α よりも大きいとき，その程度の差は十分起こり得るので，帰無仮説を棄却できない. 逆に，確率 P が有意水準 α より小さいときは，めったに起こらないことが起こったと考えるよりは，もともと立てた帰無仮説 H_0 のほうがおかしいと判断し，「差がある」という対立仮説 H_1 を採用する.

このような流れで検定は進められる.

2. t 検定と χ^2 検定

最近は，使いやすく十分に活用できる統計解析ソフトが数多く販売され，ユーザーの裾野も広がっている. 平均値，標準偏差，ややこしい計算も解析も，あっという間に，コンピュータが計算してくれる. 大いに使って利用するといい. しかし，利用するには，どの検定方法を選択すればいいのか，データをよく読み解いておかないと使えない. また，クリック1つで解析された結果が，何を表しているのかさっぱりわからない. ここでは，検定の流れとその結果の見方を中心に述べる.

スチューデントの t 検定
2つのサンプルの母平
均（母集団の平均）が
等しいかどうかを確認
する手法.

1）t 検定

t 検定は，W. S. Gossett が，「Student（スチューデント）」というペンネームで発表したので，Student の t 検定ともいう. t 分布は，標準正規分布（z 分布）とよく似た分布を示す. z の分布は，自由度が変わっても形が変わらないが，t 分布は自由度が変わると形が変わる（**図6-2**）. 自由度が小さいと，t 分布は正規分布より広がりが大きい. 自由度が大きくなるにつれて正規分布に近づき，自由度が30以上になると，正規分布とほとんど区別がつかない. 自由度が無限大のとき，t 分布

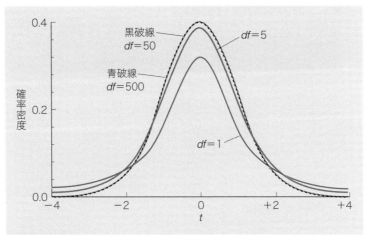

図6-2　自由度（*df*）が1, 5, 50, 500の場合の*t*分布
（吉田勝美：一目でわかる医科統計学第2版．メディカルサイエンス・インターナショナル，東京，2001. より）

は正規分布に一致する．つまり，十分な標本サイズを得ることができない場合には，*t*分布を用いる．この*t*分布を用いた検定を*t*検定という．

　*t*検定を用いるデータの種類は数量データ（間隔尺度と比率尺度）である．

　1標本の場合と2標本の場合がある（5章❹-4. 検定の実際，p. 97～106 参照）．

　1標本と2標本という表現のほかに，それぞれ「関連標本；対応のある」と「独立標本；対応のない」という表し方もある．

　「対応のある」場合は，原則的に同一対象者に対して繰り返し測定を行った場合のことを指す．「対応のない」場合は，独立したまったく別の集団間で，測定値の平均値を比較する場合などである．

（1）対応のある*t*検定の場合（paired *t* test）

　降圧剤服用前後の収縮期血圧の比較を考えてみる（**表6-1**）．

　この患者20名のデータをまとめる．

・降圧剤服用前の収縮期血圧の平均値：165.2 mmHg

・降圧剤服用後の収縮期血圧の平均値：135.7 mmHg

・服用前後の収縮期血圧の差の平均値（$\bar{d}$）：29.5 mmHg

・偏差^{2}の合計：$\Sigma (d-\bar{d})^2 = 3607$

・分散 s^2：$\left(\dfrac{1}{n-1}\right) \times \Sigma (d-\bar{d})^2 = \left(\dfrac{1}{19}\right) \times 3607 = 189.8421$

・標本標準偏差 s：$\sqrt{189.8421} = 13.7783$

・標準誤差：$\dfrac{s}{\sqrt{n}} = \dfrac{13.7783}{\sqrt{20}} = \dfrac{13.7783}{4.4721} = 3.0809$

　検定のフローに沿って検定してみる．

表6-1　降圧剤服用前後の収縮期血圧

ID 番号	降圧剤服用前の収縮期血圧 (mmHg)	降圧剤服用後の収縮期血圧 (mmHg)	服用前後の差 d (mmHg)	偏差 $(d-\bar{d})$	(偏差)^2
1	180	146	34	4.5	20.25
2	178	164	14	−15.5	240.25
3	174	124	50	20.5	420.25
4	172	126	46	16.5	272.25
5	170	132	38	8.5	72.25
6	168	136	32	2.5	6.25
7	168	138	30	0.5	0.25
8	166	132	34	4.5	20.25
9	166	124	42	12.5	156.25
10	164	148	16	−13.5	182.25
11	164	122	42	12.5	156.25
12	162	148	14	−15.5	240.25
13	162	140	22	−7.5	56.25
14	160	124	36	6.5	42.25
15	160	136	24	−5.5	30.25
16	160	168	−8	−37.5	1406.25
17	158	134	24	−5.5	30.25
18	158	136	22	−7.5	56.25
19	158	122	36	6.5	42.25
20	156	114	42	12.5	156.25

①対立仮説：降圧剤服用前後で収縮期血圧の平均に差がある．

　（H$_1$）　　服用前後の収縮期血圧の平均の差は「0」でない．

②帰無仮説：降圧剤服用前後で収縮期血圧の平均に差はない．

　（H$_0$）　　服用前後の収縮期血圧の平均の差は「0」である．

③検定統計量 X を求める．

　　20組（20名）のデータにつき各ペアの差 d を求め，その平均値 $\bar{d}$ を検定統計量 X とする（この場合，検定統計量 $X=29.5$）．この $\bar{d}=29.5$ に2群の差が要約されている．

④確率を求める．

　　検定統計量 $X=29.5$ が確率的にどの程度偏った値であるかを求める．

　　これには $\bar{d}$ をその標準誤差 $\left(\dfrac{標本標準偏差}{\sqrt{n}}\right)$ で割って標準化すると，その t

値が自由度 $n-1$ の t 分布に従うことを利用する．

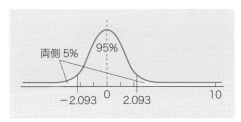

図6-3　両側5%のt値と求めたt値

$\bar{d}$の標準化　→　$t=\dfrac{\bar{d}}{標準誤差}$　（tは自由度$n-1$のt分布）

$$t値=\dfrac{平均値}{標準誤差}=\dfrac{29.5}{3.0809}=9.5751$$

⑤判定をする.

t分布表（両側確率）から，自由度19，P値0.05（有意水準）のt値は2.093である.

計算から得られたt値9.5751と2.093を比較する. t値9.5751の確率Pは，両側5%の中に含まれる（図6-3）.

差の平均値$\bar{d}$が，帰無仮説H_0のもとで偶然生じたとは考えにくい.

H_0を棄却し，対立仮説H_1を採用する.

H_1：「降圧剤服用前後で血圧に差がある」が採択される.

(2) 対応のないt検定の場合（unpaired t test）

「対応のない」とは，独立する2群のことで，この2群の正規性の検討を行い，正規性が確認できたら，次に2群の分散が等しいか等しくないかを調べる. 正規性の検討には，ヒストグラムを描く，正規確率プロットで確認する，正規性の検定を用いるなどの方法がある. 標本数が少ない場合は，ヒストグラムで確認してもわかりにくい. 正規確立プロットで確認することも主観的な点があり，より客観的に正規性を評価するには，Kolmogorov-Smirnov検定，Shapiro-Wilk検定などの検定を行うとよい.

ここでは，スチューデントのt検定の場合を示す（表6-2, 3）.

健常者5名，歯周疾患患者7名に，糖負荷試験を行い，負荷後30分後の血糖上昇値を認めた. 両群間に差があると考えていいか.

正規性の検討，等分散性の確認を行った後，検定のフローに沿って解析する.

①対立仮説H_1：2群の血糖値上昇値には差がある.

②帰無仮説H_0：2群の血糖値上昇値に差がないと仮定する.

③検定統計量Xを求める.

平均値の差$(\bar{x}_1-\bar{x}_2)$に2群の差が要約されている.

④確率を求める.

表 6-2　糖負荷試験 30 分後の血糖上昇値（mg/dL）

健常者群 x_1	歯周疾患患者群 x_2
53	70
50	68
40	58
36	52
32	46
	45
	42

表 6-3　表 6-2 のデータの要約

	健常者群 x_1	歯周疾患患者群 x_2
データ数	$n=5$	$n=7$
平均値	$\bar{x}_1=42.2$	$\bar{x}_2=54.4$
標準偏差	$s=9.011$	$s=11.253$

統計量 $\bar{x}_1 - \bar{x}_2$ を

$$t = \frac{\bar{x}_1 - \bar{x}_2}{s \times \sqrt{\dfrac{1}{n_1} + \dfrac{1}{n_2}}} \qquad \left(\begin{array}{c} s = \sqrt{\dfrac{{s_1}^2(n_1-1) + {s_2}^2(n_2-1)}{n_1+n_2-2}} \\ s \text{ は合成分散の平方根} \end{array} \right)$$

により標準化し，t 値を，自由度 n_1+n_2-1 として t 分布表で調べると，その生じる確率 P が求められる.

平均値の差 $(\bar{x}_1 - \bar{x}_2) = 42.2 - 54.4 = -12.2$

2 群の合成平方根は，

$$s = \sqrt{\frac{9^2(5-1) + 11.3^2(7-1)}{5+7-2}} = 10.44097$$

$\bar{x}_1 - \bar{x}_2$ を標準化すると，

$$t = \frac{\bar{x}_1 - \bar{x}_2}{s\sqrt{\dfrac{1}{n_1} + \dfrac{1}{n_2}}} = \frac{-12.2}{10.44 \times \sqrt{\dfrac{1}{5} + \dfrac{1}{7}}} = -1.9967$$

$|t| = 1.997$

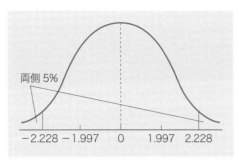

図6-4 両側5%のt値と求めたt値

⑤判定する

　自由度＝5＋7−2＝10，有意水準a＝0.05におけるt値は，t分布表（両側）からみると2.228である（**図6-4**）.

　$|t|=1.997<2.228$

　よって，H_0を棄却できず，判定を保留する．つまり，差があるとはいえない.

2） χ^2 検定（カイ二乗検定）

　患者からの情報や地域住民からの保健医療情報を得る手段として，質問紙調査は比較的実施しやすい調査方法である.

　「喫煙習慣がありますか？（ある・ない）」，「飲酒習慣がありますか？（ある・ない）」，「いびきをかきますか？（かく・かかない）」，「インフルエンザにかかりましたか？（かかった・かかっていない）」など，各要因がともに2分類の場合，よく使用されるのが2×2分割表である（**表6-4**）. データを行・列2方向に配置した要因によって分類し，期待度数からの偏りをχ^2統計量で調べる. 行・列に配置した要因が互いに独立かどうかをみることにあり，χ^2独立性の検定ともよぶ.

　データ数が少ない場合は，Fisherの直接確率計算法を用いる. データ数が少ないとは，期待度数が5以下のセルがある場合をいう.

　検定の手順を述べる.

　どのセルも期待度数が5以上の場合（a, b, c, dの数値が5以上である場合：**表6-4**参照）とする.

　①対立仮説 H_1：行・列によって度数配置に偏りがある.

　　帰無仮説 H_0：行・列の度数配置は互いに独立している.

　②検定統計量 X を求める.

$$a\text{ の期待度数 } E_\mathrm{a} \text{ は } \frac{(a+c)(a+b)}{a+b+c+d}$$

$$b\text{ の期待度数 } E_\mathrm{b} \text{ は } \frac{(b+d)(a+b)}{a+b+c+d}$$

$$c\text{ の期待度数 } E_\mathrm{c} \text{ は } \frac{(a+c)(c+d)}{a+b+c+d}$$

Fisher の直接確率計算法
分割表（通常，2×2の表）で，正確な確率（すなわち，χ^2分布の近似値に依存しない）を評価する検定. 頻度が少ないと予想されるときに用いられます.

表6-4　2×2分割表

		要因		
		B_1	B_2	
要因	A_1	a	b	$a+b$
	A_2	c	d	$c+d$
		$a+c$	$b+d$	$a+b+c+d$

d の期待度数 E_d は $\dfrac{(b+d)(c+d)}{a+b+c+d}$ となる.

ここに, $a+c$, $b+d$, $a+b$, $c+d$ は周辺度数で, 各行・列の合計である.

これらから, 期待度数と観察度数との偏りは,

$$\chi^2 = \frac{(a-E_a)^2}{E_a} + \frac{(b-E_b)^2}{E_b} + \frac{(c-E_c)^2}{E_c} + \frac{(d-E_d)^2}{E_d}$$

から求められる.

この式の各期待値 E を a, b, c, d で置き換えて整理すると,

$$\chi^2 = \frac{(ad-bc)^2(a+b+c+d)}{(a+b)(c+d)(a+c)(b+d)}$$ となる.

③確率を求める.

2×2分割表では, 自由度が1である.

χ^2 は自由度1の χ^2 分布に従うことが知られているので, これを利用して期待度数からの偏りの有意性を判定する.

④判定

自由度1, 有意水準 a の χ^2 値 （χ^2_a） と比較して,

$\chi^2 \leqq \chi^2_a$ のとき, 度数配置に偏りがあるとはいえない（判定保留）.

$\chi^2 > \chi^2_a$ のとき, H_0 を棄却し, 行・列によって度数配置に偏りがあると判断する.

<演習1>

インフルエンザの予防接種をしていた者は罹患した160人のうち100人, 罹患しなかった240人のうち200人だった. 予防接種は役に立ったといえるか（表6-5）.

表6-5 インフルエンザの予防接種と罹患者数

		インフルエンザ罹患		
		あり	なし	計
予防接種	あり	100	200	300
	なし	60	40	100
	計	160	240	400

(人)

検定フローに沿って解析する.

①対立仮説 H_1：行・列によって度数は配置に偏りがある.

②帰無仮説 H_0：行・列によって度数の配置は互いに独立している.

③検定統計量 X を求める.

イエーツの補正

$$\chi^2 = \frac{\{(|100 \times 40 - 200 \times 60| - 400/2)^2 \times 400\}}{(100+200)(60+40)(100+60)(200+40)} = 21.125$$

上記の式はイエーツの補正を行っている. 標本サイズが大きいときは補正をする必要がないが, 計算式は容易であるので, 常にしておくとよい.

④確率を求める.

有意水準5%の時の χ^2 値は, χ^2 分布表（上側確率）より 3.84 であり, $\chi^2 0.05 = 3.84$ と表す.

⑤判定する.

$\chi^2 = 21.125 > \chi^2 0.05 = 3.84$

よって, 有意水準5%で有意差ありと判定し, 帰無仮説 H_0 は棄却される.

χ^2 値のイエーツ(Yates)の補正とその必要性
イエーツの補正式は, 飛び飛びの値をとる χ^2 値を, χ^2 分布で近似するときに必要となる連続補正のこと.

② ─ プレゼンテーション：データの表現

図表は, 言葉や文字だけではわかりにくい数値や数量的な関係を理解するために有用である. 歯科衛生に関するデータを示す方法には, 数表を使用する方法と図やグラフを使用する方法があるが, 短時間に理解するのには, だいたいの割合や比率, 変化が一目で印象に残る図やグラフが適している. 基本的な図やグラフのつくり方を学習することは, 日常の業務のデータを処理したり, 研究の結果をまとめたりするのに役立つ.

図やグラフはコンピュータで作成することで容易になった. しかし, 図やグラフにはさまざまな種類があり, それぞれに特徴と作成上の注意事項があるので, 作成する図やグラフを的確に選択し, わかりやすくするための工夫を習得することが必要である.

1. 図表の種類と特徴

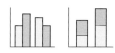

1) 棒グラフ

項目間の数値・比率の比較する場合に用い，棒の長さで各項目の数値を示す．棒には縦向き（column graph）と横向き（bar graph）があり，レイアウトで任意に選択する．

また，棒グラフの変形として，積み上げ棒グラフや複合棒グラフがある．

（1）縦棒グラフ

一定期間の数値の変化や項目間の比較を示す．項目は水平方向（横軸）に，データの値は垂直方向（縦軸）にプロットされるので，データの違いが強調される．

（2）横棒グラフ

各項目間の比較を示す．項目は垂直方向に，データの値は水平方向に配置されるので，データよりも項目の比較が強調される．

（3）積み上げ棒グラフ

項目全体の値の変動と，個々の要素の変動・比較を同時に示す．

（4）複合棒グラフ

1つの項目が複数の要素を含む場合，各要素をまとめて示し，項目ごとの違いを比較する．

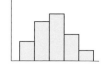

2) ヒストグラム

ヒストグラム（度数分布図）とは，ばらつきの分布状態を棒グラフで示したもので，縦軸に度数分布表の頻度をとり，横軸にデータ区間（階級）をとる．度数分布表とは，データの範囲を適当な区間（階級）に分割し，各区間（階級）に存在するデータの個数を集計した表であり，ヒストグラムを作成するには，まず度数分布表を作成する必要がある．また，棒グラフとは異なり，各区間（階級）は連続しているので，棒と棒の間には隙間を入れない．

3) 折れ線グラフ

データの時間的推移を示す場合に用いる．プロットしたデータ間を線で結んだグラフで，事柄の変化傾向が一目でわかりやすく表現される．

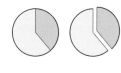

4) 円グラフ（パイグラフ）

1つのグループにおける要素の構成比を示す場合に用い，データの全体を1つの円で，各要素の角度（面積）でその割合を視覚的に表す．重要な要素を強調する場合に適しているが，複数グループの構成比を比較する場合は帯グラフのほうがわかりやすい．

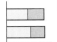

5) 帯グラフ

円グラフと同様に全体に占める要素の構成比を示し，複数の項目を並べてデータ間の比較をする場合に適している．

6) 散布図

縦軸と横軸に対応する数値を点で表し，数量データ間に関連があるかどうかを観察する場合に用いる．データの分布が直線的な場合には，相関関係がある．散布図には2項目の分布，相関関係を把握できる特長がある．データ群が右上がりに分布する傾向であれば正の相関があり，右下がりに分布する傾向であれば負の相関がある．相関係数が0であれば無相関となる．

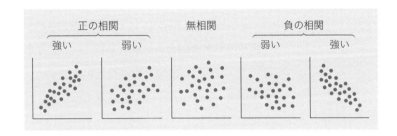

7) レーダーチャート

複数の項目を比較してバランスをみる場合や季節や時間などの時系列のデータから傾向を分析する場合などに利用される．

項目ごとに放射状に数値軸をとり，データを線で結んで多角形にするグラフ．

8) 地図図表

地理的な分布や地域集積性などを観察する場合に用いる．

9) 絵グラフ

数量などを絵で表現することによって，グラフをみる人に興味や親しみをもたせる目的で用いる．

2. 図表のつくり方

統計図表を作成するときは適切なグラフを選択し（**表6-6**），単純でかつ印象強い表現を工夫する．

また，図を描くときの一般的な注意点を以下に示す．

表6-6 統計図表のグラフ別特徴

項目数	比較するもの	数値の示すもの	棒グラフ	折れ線グラフ	円グラフ	帯グラフ	散布図
1つ	項目や指標間の比較	絶対数	○	△			
		割合（%）			○		
	時系列変化	絶対数/割合		○			
2つ以上	項目や指標間の比較	絶対数	○	△			
		割合（%）				○	
	時系列変化	絶対数/割合		○			
	項目や指標間の関係性	回帰線相関係数					○

○：非常に適している，△：適している

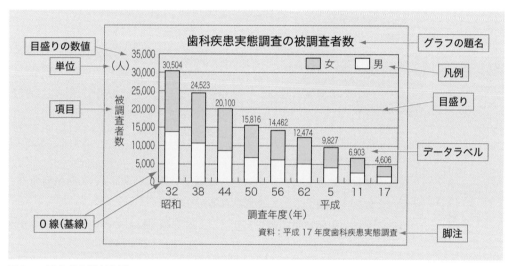

図6-5 図作成の基本事項

1）図表作成の基本事項（図6-5）

①単純化し，かつ正確に表現する．

②題名はグラフの内容をわかりやすく示し，原則としてグラフの上部に配置する．

③目盛りの基点は必ず「0」として示し，基線はやや太くする．

④縦目盛りの単位は上方に，横目盛りの単位は右側に書く．

⑤軸の項目を入れる．

⑥目盛りの数値は原則として基線の左側に一定の間隔で示し，棒グラフや帯グラフの実数値（データラベル）は上側に示す．

⑦目盛りごとに目盛り線を入れると，みやすくなる．

⑧比較したいものを並べたり，近くに配置する．

⑨重要なものは強調する．

⑩カテゴリーに順序があるかを留意する．順序がある場合には色の濃淡を階級順にする．

⑪時系列は左から右へ変化する．

⑫凡例は図の右側，下部，図表の空白部分に入れ，脚注，出典などは右下部に記載する．

⑬1つのグラフで用いる文字のサイズは，題名を最も大きく，次いで項目，メモリと脚注の3種類程度とする．ゴシックがみやすい．

2）棒グラフ（図6-6，7）

①カラム（棒に当たる部分）の太さは同じにし，カラムとカラムの間隔も同じにする．

②カラム間幅はカラムの幅よりも小さくする．およそ2：1が理想的．

③棒は必ず基線の上に立て，起点は0とする．

④項目は5～6つ程度を目途として，棒は塗りつぶすほうがよい．

⑤同じ項目の棒は同じ色に統一する．

⑥縦のグラフでは一般に左から右へ並べる．

⑦棒の大きい順に並べるのが原則だが，時間的順序や習慣的な順序があれば，それに合わせる．

⑧差の比較に重点をおく場合には基線は省略し，カット（≈または╱）を入れる．

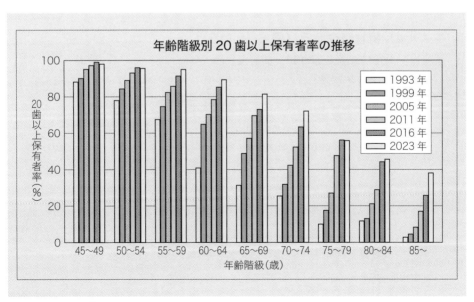

図6-6　棒グラフ①
同じ項目の棒を同じ色に統一する．

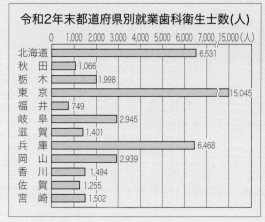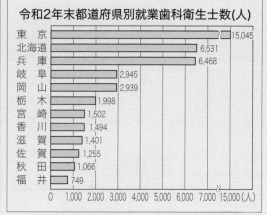

図6-7　棒グラフ②
　値の大きい順に並べるのが原則だが，時間的順序や習慣的な順序があれば，それにあわせる．また，差の比較に重点をおく場合には基線は省略し，カットを入れる．

3）ヒストグラム
　①度数と棒の面積を比例させる．
　②棒の間は間隔をあけず，くっつける．
　③カテゴリーの区分は 5 ～ 10 程度を目安とする．

＜演習 2 ＞
　元データの表（**表6-7**）から度数分布表（**表6-8**）をつくり，それをヒストグラム（**図6-8**）で表わす．

4）折れ線グラフ（図6-9, 10）
　①独立変数を横軸に，従属変数は縦軸におく．
　　・独立変数：あることに影響を与えるほうの変数（例：時間経過）
　　・従属変数：影響を与えられるほうの変数（例：気温）
　②1 つのグラフに 2 つ以上の線を使用するときは，線種や太さを変える．
　③必要に応じてカットを入れて目盛りを省いてもよいが，1 つのグラフでは 1 カ所のみとする．
　④軸の最小値と最大値の幅が大きいときには，数値軸を対数変換して表示し，縦軸が対数目盛であることを明示する．
　⑤横軸を時系列にする場合の目盛りは等間隔にとる．
　⑥縦軸と横軸の 1 目盛りの大きさや幅のとり方に注意し，グラフからの印象で錯覚を生じないようにする．

表 6-7　歯科衛生士模擬試験結果一覧

学生番号	午前点数	午後点数	合計点	学生番号	午前点数	午後点数	合計点	学生番号	午前点数	午後点数	合計点
1	66	70	136	41	62	72	134	81	53	55	108
2	64	71	135	42	65	77	142	82	43	53	96
3	73	83	156	43	59	54	113	83	55	62	117
4	61	73	134	44	45	49	94	84	67	67	134
5	65	74	139	45	67	73	140	85	59	60	119
6	67	81	148	46	52	54	106	86	59	55	114
7	72	82	154	47	53	59	112	87	65	59	124
8	63	71	134	48	62	62	124	88	63	74	137
9	66	76	142	49	63	74	137	89	67	72	139
10	65	64	129	50	50	66	116	90	63	70	133
11	59	77	136	51	60	65	125	91	61	63	124
12	60	81	141	52	49	59	108	92	58	66	124
13	59	67	126	53	49	78	127	93	51	57	108
14	73	79	152	54	58	62	120	94	69	73	142
15	68	76	144	55	58	61	119	95	53	70	123
16	67	80	147	56	62	74	136	96	55	53	108
17	66	72	138	57	54	51	105	97	62	75	137
18	65	73	138	58	67	65	132	98	65	68	133
19	68	73	141	59	61	64	125	99	65	75	140
20	63	66	129	60	69	71	140	100	59	68	127
21	66	83	149	61	59	63	122	101	58	62	120
22	63	72	135	62	57	61	118	102	70	76	146
23	62	75	137	63	64	70	134	103	68	67	135
24	56	67	123	64	58	56	114	104	64	72	136
25	61	67	128	65	62	59	121	105	62	65	127
26	63	76	139	66	55	56	111	106	52	65	117
27	68	80	148	67	60	62	122	107	71	74	145
28	73	83	156	68	57	55	112	108	65	53	118
29	65	78	143	69	62	62	124	109	67	71	138
30	72	82	154	70	68	71	139	110	62	51	113
31	66	78	144	71	60	70	130	111	65	76	141
32	66	76	142	72	72	76	148	112	61	74	135
33	67	74	141	73	58	60	118	113	66	70	136
34	67	73	140	74	65	66	131	114	56	72	128
35	67	73	140	75	69	69	138	115	65	69	134
36	61	65	126	76	57	58	115	116	57	66	123
37	59	79	138	77	59	56	115	117	73	75	148
38	58	73	131	78	57	57	114	118	69	73	142
39	72	83	155	79	51	60	111	119	65	71	136
40	65	74	139	80	58	65	123	120	61	69	130

（点）

表 6-8　度数分布表

データ区間	頻　度
	0
91 ～	2
101 ～	8
111 ～	20
121 ～	26
131 ～	42
141 ～	16
151 ～	6

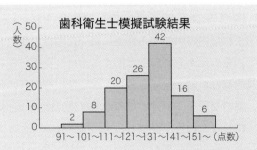

図 6-8　ヒストグラム

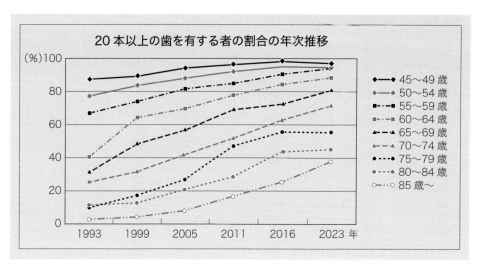

図6-9　折れ線グラフ

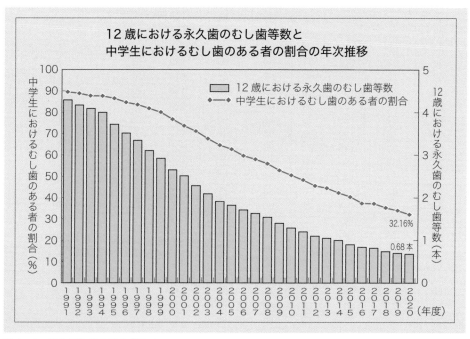

図6-10　棒と折れ線の複合グラフ

5）円グラフ（パイグラフ）（図6-11，12）

①基線は円の中心から真上に引いた半径の直線とする．

②面積の比から割合を判断するため，正円がよい．

③内訳は原則として数量の大きい順に右回りに並べる．ただし，時間的順序や習慣的な順序，項目の意味があれば，それに合わせる．

④項目ごとに色や模様（白黒の場合，ハッチングといい複数の平行線を描きこむことをいう）を変えて塗りつぶす．

⑤必ず数値を表示する.

⑥割合の小さいデータがいくつかある場合には「その他」として最後の部分にまとめる.

⑦1つの事象の構成割合を表現するのに適しているので，複数のグループの比較には帯グラフを用いるほうがよい．ただし，2つの事象であればドーナツグラフを用いることもできる.

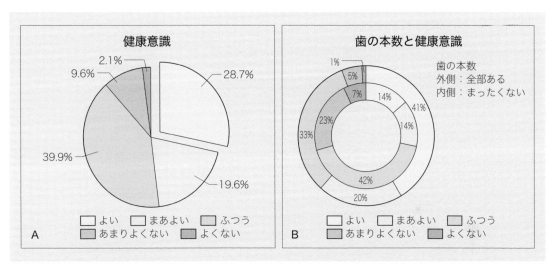

図6-11　円グラフ（パイグラフ）
A：円グラフ，B：ドーナツグラフ．2つの事象であればドーナツグラフを用いることもできる

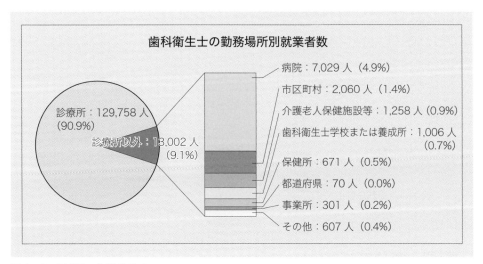

図6-12　円グラフと帯グラフ
複数のグループの比較には帯グラフを用いるとよい.

6）帯グラフ（図6-13）

①帯グラフの基線は帯が横であれば左端，縦であれば下端とする．

②内訳は原則として数量の大きい順に，帯が横のときは左から右へ並べ，縦のときは下から上へ並べる．

③複数の事象の比較に帯グラフを並べて表すときには，項目の順序は変えずに，比較しやすいように線を入れるとよい．

④項目ごとに色や模様を変えて塗りつぶす．

⑤必ず数値を表示する．

⑥割合の小さいデータがいくつかある場合には「その他」として最後の部分にまとめる．

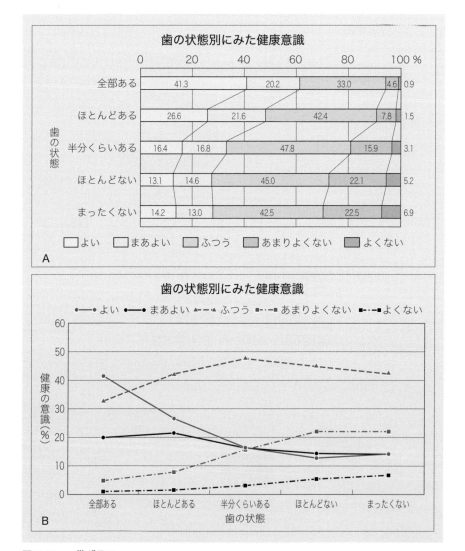

図6-13　帯グラフ
　A：帯グラフ，B：折れ線グラフ．複数の事象の比較に並べて表すときには，項目の順序を変えずに線を入れる．

7）散布図

①x軸（横軸）には原因となる変量を，y軸（縦軸）には結果となる変量をとる．
②因果関係が明瞭でない場合にはどちらを横軸としてもよい．
③できるだけ点が図全体にばらつくように軸の上下限を決める．
④x軸（横軸）とy軸（縦軸）の交差点を基準点とする．

散布図の軸の上下限
テストの点数では点数の範囲が決まっているので上下限を0〜100点としています．身長と体重のように「0」が存在せず，x軸とy軸の単位が異なる場合は，ばらつきがわかりやすくなるように軸の工夫をしましょう．

＜演習3＞

歯科衛生士模擬試験結果のデータ（**表6-7**）から午前のテストの点数と午後の点数の散布図（**図6-14**）をつくる．

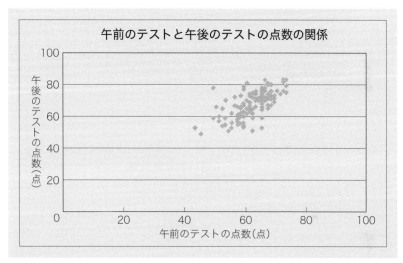

図6-14　散布図

8）レーダーチャート（図6-15）

①グラフの中心が始点（原点）で外側の輪を終点とする．
②原点から放射状に複数の項目を縦軸にとる．
③項目数は5〜10程度が適当である．
④各項目を割合やカテゴリーに区切り，中心点からの比較で座標軸をプロットする．隣り合うプロットを直線で結び多角形を描く．
⑤それぞれの項目を表記する．

＜演習4＞

1日の栄養摂取量のデータ（**表6-9**）から，1日の栄養バランスを示すレーダーチャート（**図6-15**）をつくる．

134

表6-9　1日の栄養摂取量

栄養素	摂取率	目標量	摂取量
エネルギー（Kcal）	92%	1,950	1,800
タンパク質（g）	90%	50	45
ナトリウム（mg）	117%	600	700
カルシウム（mg）	62%	650	400
鉄（mg）	95%	10.5	10
レチノール当量（μg）	85%	650	550
ビタミンB$_1$（mg）	91%	1.1	1
ビタミンB$_2$（mg）	50%	1.2	0.6
ビタミンC（mg）	65%	100	65
コレステロール（mg）	115%	400	460
食物繊維総量（g）	75%	20	15
食塩相当量（g）	109%	7.5	8.2

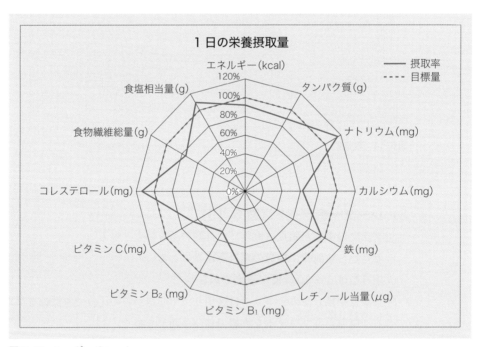

図6-15　レーダーチャート

9) 地図図表（図6-16）

①地図はできるだけ正確に描く．

②比較した部分（国・都道府県・市町村など）の色や模様を変えて表現する．

③一定の順序や数値に意味がある場合には，一定の傾向をもたせて区分が明確に
なるように工夫する．

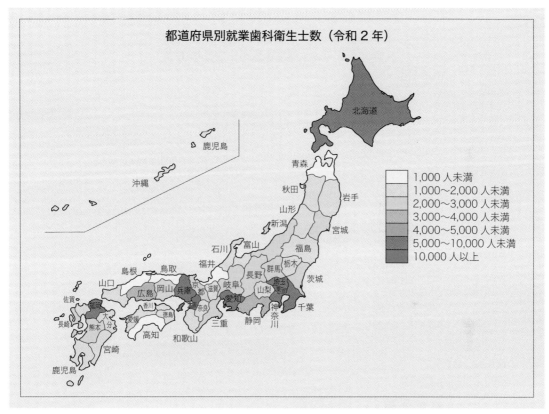

都道府県別就業歯科衛生士数（令和2年）

1,000人未満
1,000〜2,000人未満
2,000〜3,000人未満
3,000〜4,000人未満
4,000〜5,000人未満
5,000〜10,000人未満
10,000人以上

図6-16　地図図表

10）絵グラフ（単位グラフ）（図6-17）

①絵は同じ形，大きさで同じ単位でそろえる．

②1つの絵の単位（数値）を示す凡例を表示する．

③絵の始まる位置と間隔をそろえる．

④5つか10ごとに間をとるとみやすくなる．

⑤絵の最後（上部）に数値も表示するとよい．

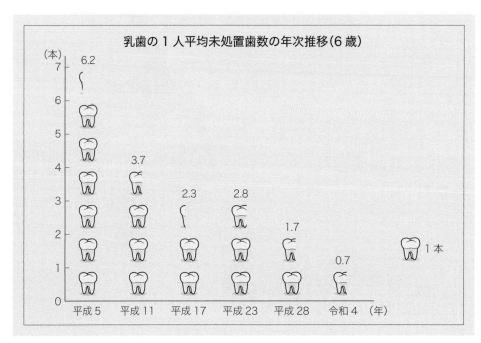

図6-17　絵グラフ

参考文献

1）市原清志：バイオサイエンスの統計学　正しく活用するための実践理論．南江堂，東京，1990．

2）柳川洋ほか：医療・保健のための臨床統計．診断と治療社，東京，1998．

3）中村好一編：論文を正しく読み書くためのやさしい統計学．診断と治療社，東京，2008．

4）吉田勝美監訳：一目でわかる医科統計学第2版．メディカル・サイエンス・インターナショナル，東京，2001．

5）安井利一監修：わかりやすいビジュアル歯科保健医療統計学．医歯薬出版，東京，2008．

6）歯科衛生士卒業研究検討会監修：わかりやすい歯科衛生士学生のための卒業研究ガイドブック．ドラッグマガジン，東京，2007．

7）鳥居泰彦：初めての統計学．日本経済出版社，東京，1994．

8）石村貞夫，石村光資郎：すぐわかる統計処理の選び方．東京図書，東京，2010．

9）涌井良幸，涌井貞美：統計解析がわかる．技術評論社，東京，2010．

10）日花弘子：仕事に役立つExcel統計解析改訂版．ソフトバンククリエイティブ，東京，2008．

11）中村好一編：医療系のためのやさしい統計学入門．診断と治療社，東京，2009．

12）全国歯科衛生士教育協議会編：歯科衛生士教本　歯科保健指導総論．医歯薬出版，東京，1992．

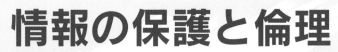

7章 情報の保護と倫理

到達目標
❶情報の特性を理解できる.
❷情報を得る手順を知ることができる.
❸個人情報の扱いを知ることができる.
❹インターネットと情報モラルを理解できる.

　この章ではいわゆる「情報」について扱うことになる．ただし，情報についての学習では，**表7-1**のような使い分けができるとよい．もちろん，通常の学習なら，理解（わかる）ということが大切である．しかし，わかったと思っても，昔の情報の内容では仕方がない．また，頭でわかっただけで実際に情報を扱うことができなければ役に立たない．毎日の生活の中で情報とのつきあい方をどのように習慣づけるかが，何よりも大切だからである．

❶—情報社会の特性と問題点

　現在，私たちが住んでいるのは情報社会であるとよくいわれる．では，その情報社会はどんな社会なのだろうか．また，生活するうえでどんなことに気をつける必要があるのだろうか．

1. 情報の特性

　情報という言葉を使っているが，何を情報とよんでいるだろうか．データのことだろうか，それとも役に立つ内容ということだろうか．
　しかし，「情報とは何か」と思って，「情報」を辞書で引いても仕方がないかもしれない．そこに書いてあることがわかるだろうか．

表7-1　情報を学ぶための3つの観点

知　識	知っている／知らない
技　能	できる／できない
態度・習慣	身についている／身についていない

＜演習1＞

①「情報」を辞書で引いてみると何と書いてあるだろう．

②「情報」をインターネットで調べてみるとどのように書いてあるだろうか．

ここでは，情報を使う側に立って説明してみよう．

＜演習2＞

できればクラス全体でやってみよう．

①「明日の天気は？では，知っている人は何で知ったのかな？」

②「天気予報を知るための方法はどんなものがあるだろう？」

③「新聞，テレビ，ラジオ，インターネット，電話など，天気予報を知るための方法（形式）はいっぱいあるけれど，もしも，それぞれの予報が違っていたらどうする？」

④「天気予報は情報入手先が違っていても，なぜ違いがほとんどないのだろう？」

あたりまえだが，天気予報がテレビとインターネットで違っていたら話にならない．おそらく，大きくくい違うこともないだろう．天気予報は日本の法律では気象庁が業務を独占している（気象業務法という法律がある）．最近流行の職業のお天気キャスターの仕事も，気象予報士という資格が法律で定められていて気象庁からの許可を得ている．また，天気予報はそのもととなるデータ（これを「一次資料」とよぶ，この例では天気図・地震情報などのデータのこと）が気象庁から出ているので，そもそもくい違いがあまり生じないようになっているのである．

もちろん，「いつの情報か」ということは大切なので，もしも新聞だけが違っていたら，新聞は一番情報が古くて最新の情報ではないからかな，と思うことだろう．つまり，情報を使うためには，どこから手に入れたのかという情報の入手先と，その情報の内容とを分けて考えて，いつの情報かに注目しているのである．

この「情報を扱うのに，形式と内容とを区別する」という考え方では，将来まったく新しい技術が生まれて，どんな情報の入手先が出てきたとしてもチェックするポイントは同じである．つまり，情報の形式は何か，情報の内容は何か，そして，その情報はいつのもので，あてになるかどうか（できれば一次資料が何かを調べて）で判断するとよい．こうした，情報を扱うための能力のことを情報リテラシーとよぶ（**表7-2**）．

一次資料

情報は流通する過程で，必要な個所だけに切り貼りが起きて編集されてしまうことが多いため，念のため最初の情報にさかのぼって確認することが必要になる．ある内容について，世の中に出てきた最初の情報を一次資料という．一次資料は専門家以外には読みにくいものだったりするため，インターネット上の情報は検索しやすい状態に加工された二次資料が多い（まとめサイトなど）．とくに，科学の世界では，出版された本やTVニュースや新聞などでも，必ず一次資料を明示することが常識になっていて，文献リストとして一次資料を示していない専門書ではあてにならない評価になる．リツイートも一次資料を確認していない場合には，デマ製造機になってしまうので注意が必要になる．

表7-2　情報リテラシーのチェックポイント

形　式	今朝の新聞（紙）
内　容	今日は晴れのち曇り
い　つ	昨日の夜 11 時
一次資料	気象庁発表の天気図より

COFFEE BREAK

情報の形式と内容とを区別する考え方

この考え方は，マクルーハンに由来します．彼は，すべての技術を人間の「力と速さを増すために身体の神経組織を拡張したもの」と人間中心で考えました．そして，その拡張したものを「メディア」とよび，メディアの中に暮らす人間の生活の変化について述べています．

たとえば，車は歩くこと・走ることを拡張してくれるメディアということになります．そして，車とオートバイは移動手段だけで考えると，より速く走るという同じ特性のメディアですが，この2つは移動の状況（寒い冬・雨の中）や雰囲気（部屋としての車内・風を受けて走ること）はまるで違ってきます．つまり，メディアには何かのメッセージが伴っているということです．ですから，メディアは「メッセージを運ぶ容器」であると同時に，そのメッセージを運んでいる器そのものがメッセージの意味内容を決定してしまうこともあります（寒い冬だろうがオートバイで移動することを選ぶという人はどんな人か）．つまり，情報の内容と形式とは意識的に区別して扱う必要があるということなのです

COFFEE BREAK

情報リテラシー

リテラシー（literacy）という言葉は，もともと，識字（文字の読み書き能力）のことを示していました．日本でいえば計算能力が追加されて，「読み・書き・そろばん」というのが，江戸時代以来のリテラシーでした．このリテラシーは，その後，広く学習能力とか活用能力を示すという使い方をするようになりました．情報リテラシーといえば情報を活用する能力ということになるし，コンピュータ・リテラシーではコンピュータを活用する能力ということになります．

2. 情報社会の特性

みなさんが就職して給料をもらうようになると，そのお金はどのように渡されるだろう．現金で渡されるだろうか．日本はもうそんな社会ではない．銀行経由で振り込まれ，それを引き出すことになるだろう．さらに，クレジットカードをもって使っている人は，ほとんど現金をもち歩かなくなっているかもしれない．ちょっと買い物をしたいのなら，携帯電話でチャリンと払うこともできる．では，実際にお金で払うのと，何が違っているのだろうか．

＜演習3＞

インターネットで買い物をしたことがあるだろうか．以下のことを考えてみよう．

①支払方法は，カード・銀行振り込み・着払い，などと選ぶことができる．でも，もしも支払いが店で現金前払いだけだと，どうなるだろう（昔はそれがあたり前だった）．欲しいものがあっても手に入るだろうか．

②インターネットの支払方法は，お金をどのように届けているのだろう．誰かがお店に届けるのだろうか．

情報社会とは，実際の物（実物としてのモノ）よりも，情報（情報をもっているかどうか，さらに情報のやりとりが可能かどうか）が重視される社会のことである．世界の先進国は工業社会から情報社会へ移行し，情報通信産業が社会の中心になってきている．つまり，情報通信産業やコンピュータ産業の景気に，モノづくりを担う工業メーカが左右されてしまうという日本や米国の状況が，この社会が情報社会であるということを示しているのである．

さらに，携帯電話やインターネットをはじめとする情報の流通・共有手段が，より高速で大容量のデータの流通を可能にして，情報社会からさらに高度情報化社会へと進んでいるといわれている．実際に，株の取引では，1つの国だけにとどまらず，時差に関係なく世界規模で考えないと大損をするという状態になっている．

このように，情報社会は，情報をもっているかどうか（入手する方法をもっているかどうか），さらにその情報を誰かと共有できるかどうかということが，最も重視される社会なのである．

＜演習4＞

①クラスの中で，携帯電話をもっていない人は何人いるだろうか．

②携帯電話をもっていない人に緊急に連絡を取るには（たとえば，明日はインフルエンザ発生で休校という場合），どうすればよいだろうか．

③さらに，固定電話も家になかったとしたら？

さて，昔ながらの方法だとどのような方法で，どのくらいの時間をかけて連絡しようとしていたか考えてみよう．

3. 情報社会の問題点

情報社会では，情報を入手する方法（知識と技能）をもっているかどうかで優劣がついてしまう．そもそも，地主と小作人の生まれながらの格差があった農業社会に始まり，工業社会でも貧富の差ははっきりしていた（大きな会社では経営者と労働者と賃金格差がはっきりしていたし，経営者層に生まれればそのまま経営者に，労働者層に生まれれば経営者にはなれないという格差の固定も起きた）．そのうえ，情報を扱うことができる・できない（情報を扱うコンピュータをもっている・もって

高度情報社会の闇
大量で高速の情報流通を支える基盤が整備されると，その基盤を狙う犯罪が起きるようになりました．これまでの個人を狙う金目当ての犯罪ではなく，高度な技術をもつ組織を狙う知財犯罪や，社会的混乱を狙った情報流出犯罪など，サイバー空間上では国レベルの戦争が起きている状態です．日本年金機構が狙われて情報流出を起こしたのも，成功するまでしつこく狙い続けるという標的型攻撃の一つです．スーパーのPOSシステムを狙うとか，自動車のカーナビを狙うとか，ネットワーク社会ではますます便利になるのですが，便利と危険とは表裏の関係であることを示しています．

いない，コンピュータ操作ができる・できない），という新たな格差が加わることになる．このままでは，情報格差はさらなる賃金格差を生むかもしれないし，災害時の命にかかわることになるかもしれない．この格差のことをデジタルデバイド（digital divide）とよび，先進国と発展途上国間での，また，先進国でも国内でのこれからの問題（高齢者と青少年との間のスキルやスピードの違い）として扱われるようになった．

　このように格差が生まれてしまった場合に，情報弱者をどのように救済するのかということも課題となる．今後日本でも，格差は起き続けることになる．もっと電波を有効に使うという理由で，アナログテレビ放送を 2011 年 7 月 24 日に中止するといわれても，お金がなければ地上デジタルテレビも買えないし，地デジ対応アンテナ設置にもお金がかかる．また，国境のないインターネットの普及以来，法律が情報社会の進展に追いつかない状況も続いていて，弱者を守る法律の整備もなかなか進んでいない．

　こうした情報社会の問題点は，次のようにまとめられる．

①デジタルデバイドによる情報弱者の出現と固定化の問題

②情報弱者への救済策（普及のための教育・機器の提供）

③情報を扱う（握っている）側を制限する方策

④情報化の進展（デジタルコピー技術の範囲拡大）にあわせた法律の整備

　さらに，携帯電話でのデータ通信速度が大幅に向上し，コンピュータに代わる新しい情報通信端末（デバイス）として，スマートフォンやタブレットが出現した．そして，また新たな情報弱者を生む可能性が出てくるのである．

<演習 5 >

　図書館を利用して，図書館のコピー機でコピーするときには約束があることを知っているだろうか．

①今朝の朝刊はコピーしてよいか．

②本一冊分をコピーできるか．

③なぜ図書館のコピー費用は高めなのか．

④どうしてスキャナとプリント機能のある複合プリンターを使っていないのか．

⑤書店では CD や DVD 付きの書籍が大量に出ているが，図書館にあるのは CD や DVD を抜いていることがほとんどである．これはなぜだろうか．

　それぞれ調べてみよう．

【チェックポイント】

・あてになる情報を得るためにはどうすればよいだろう．

・迷惑メールが送られてきた，さてどうすればよいだろう．

・授業における著作権法の例外がある．調べてみよう（参照 URL　https://www.bunka.go.jp/seisaku/chosakuken/seidokaisetsu/pdf/gakko_chosakuken.pdf 2023 年 11 月 20 日確認）．

・「出典明示」とか「引用の原則」はなぜ大切なのだろう．

デバイスの出現
デジタルデバイド対策として，機能限定で安いノート型コンピュータが作られたこともありました．しかし，もともとコンピュータは情報を作る側の人間のためのもので，専門家が便利なようにと進化してきました．現在，映画を見るとか音楽を聴くとか，情報を消費する側の人はコンピュータを使わなくても済むようになり，情報を扱う機器（デバイス；端末）は，タブレットだったり，スマートフォンだったり，腕時計型だったり，メガネ型だったりと，さらに進化を続けています．ところが，インターネットにつながるための費用は相変わらず高いままで，デバイスがあってもネットにつながらないという，新たなデジタルデバイドが起きています．

法律が追いつかないデジタル万引き

今ではカメラ機能のない携帯電話を探すほうが大変ですが，このカメラ機能の悪用として，情報を盗むということが問題になっています．コンビニエンスストアや書店で，雑誌の立ち読みをしている風景は今でもみられますが，雑誌の懸賞欄や地図，料理のレシピ，マンガなどを携帯電話で撮影して盗んでいく事件が多発しているのです．しかし，刑法の窃盗罪は「モノ」（形のあるもの）を盗む（雑誌そのものを盗む）ということを要件としているため，カメラで撮ること自体を窃盗としては扱えません．今では経済産業省が情報窃盗罪としての整備を検討するまでになっています．

デジタル著作権の整備はこれから

情報化の進展で問題になっているのが著作権の整備です．著作者自身の権利としての「著作財産権（複製権・公衆送信権）」や「著作人格権（公表権・氏名表示権）」，また，情報社会の問題点②（p. 141参照）の著作者の著作物を広める人たちのため，著作隣接権として「実演家の権利」，「レコード製作者・放送事業者の権利」などがあります．日本では，何かを自分でつくると，つくった人に著作権（著作者人格権）が自動的に発生して，死ぬまで譲渡できません．しかし，著作財産権は著作者の死後50年経過後に権利が消滅します．

それより問題なのは，デジタル機器特有の問題です．VTRの時代なら情報はアナログでコピーすると劣化し画像は汚くなりました．しかし，デジタル録画の時代ではコピーしても情報は劣化しません（劣化しないようにできる）．2008年の北京オリンピック直前に，デジタル録画のコピー制限方式ダビング10（9回まではコピーできるが10回目は移動になる）が合意されましたが，結局オリンピック前の発売は間に合いませんでした．それ以前のダビング1（コピーできない，移動するだけ）という規格では録画できず，コピーのコピーはできないので，移動した機械やDVDが壊れたら終わりでした．今でも，外付ハードディスクで録画するテレビでは，買い換えると録画したものが見られなくなります．この日本だけの窮屈な制度のためか，それともYouTubeで誰かが違法アップデートするまで待てば番組を見られると思われたためか，日本では急速にテレビ離れが進んで，将来の収入源を心配したNHKはスマホへの受信料課金を検討するようになりました．

また，インターネット配信で音楽の聴き方が変わったことがきっかけとなり，クラウド（インターネット倉庫）利用で，自分だけの音楽を保存したり，本（電子書籍によるプライベート本棚）も一般的になりました．さらに，インターネットのスピードが速くなって，映画（ストリーミングサービス）が楽しめるようになり，レンタルDVD店の数も，書籍をつくる印刷所も，DVD制作会社も減ってしまいました．著作権法も2017年に電子書籍に対応しましたが，著作権の整備はまだまだこれからなのです．

❷ ― 情報の開示

「情報開示」という言葉はすでに新聞などでもよく使われるようになってきた．では，なぜ情報を開示する必要があるのだろう．また，情報公開と情報開示は何が違うのだろう．

1. 情報開示請求

公文書管理法
「行政が適正かつ効率的
に運営されるようにす
るとともに、国及び独
立行政法人等の有する
諸活動を現在及び将来
の国民に説明する責務
が全うされるようにす
ることを目的」として、
2011 年 4 月に施行さ
れました. しかし, 3.11
大震災については, 原
子力災害対策本部など
が議事録を作成してい
なかったことが明らか
になっています. これ
では説明責任が果たせ
ません.

　情報開示請求とは, 情報社会の問題点の③情報を扱う（握っている）側を制限する方策（p. 141 参照）として用意されたものである. もともと, 国や地方公共団体（今では元の国の機関の独立行政法人を含む）がもっている情報について, 請求する手続きを定めた「行政機関の保有する情報の公開に関する法律」（いわゆる情報公開法）によって, 誰でも行政のもつ文書を閲覧することができる権利である.

　たとえば, 文部科学省の情報公開制度利用の手引きでは「情報公開法（平成 13 年 4 月 1 日施行）により, 誰でも, 国の行政機関に対して, 行政文書の開示を請求することができます. 開示請求された行政文書は, 原則として開示されます. また, 政府は, 情報の提供施策の充実に努めることとされています」と明記されている（参照 URL https://www.mext.go.jp/b_menu/koukai/index.htm 2023 年 11 月 20 日確認）.

　この行政情報については, 一部（プライバシーの侵害を引き起こすおそれのある個人情報・警察の捜査情報にかかわるもの・外交文書など国家機密にかかわるもの）を除いて業務上知りえた範囲すべてを対象としている. また, 会議のためのメモなども対象となるなど原則公開ということになっている（実際は請求後に非公開の一部かどうかの審査がある）.

　行政の情報公開の態度は, 国民の知る権利を守るためのものであり, この法律を使って, 情報開示をさせることが可能になる. もっとも, 国に制度上先んじた地方公共団体では, 情報公開条例として独自に定めたものの, 当初, きわめて高額なコピー代とかコピー禁止（公開するが手書き, あるいは手書き複写も禁止）など, 事実上の非公開となっていたが, 最近では制度として定着し, 情報弱者になりがちの国民を守る法律（情報弱者の武器）となっている. また, 開示された情報の訂正を求める訂正請求や, 使わせないための利用停止請求もできる.

2. 個人情報取扱事業者

　ところで、2007 年 4 月 1 日に施行された「個人情報の保護に関する法律」（いわゆる個人情報保護法）, 2016 年 1 月からのマイナンバー法施行, そして, 2016 年 1 月 1 日に両方の情報を守る独立性の高い省庁「個人情報委員会」が発足した. この委員会は, 公正取引委員会と並ぶ独立組織であり, 個人情報保護の包括的な監督機関が政府から独立している諸外国に倣ったものである. これまでの所管省庁は, 内閣府とか消費者庁とか, いずれも責任者が大臣であったが, 内閣に属しない独立の監視機関が生まれたことになる. 従来の体制では, 個人情報の件数が「過去 6 か月以内のいずれの日においても 5,000 を超えない者は, 個人情報取扱事業者から除外」として, この 5,000 件以上の保有規模以上の情報を扱う事業者へ, 法の遵守のためにさまざまな義務を課し, それまで個人情報を勝手に売買していた名簿業者が活動できないように, 紙媒体さらに電子媒体と範囲を広げてきた. しかし, 省庁縦割り

対応で規制できなかったケースでも，省庁の都合や政府の意向とは関係なく，これからは 5,000 件以下の業者に対しても制限をかけることができるのである（参照 URL https://www.ppc.go.jp/「個人情報保護委員会-PPC」2023 年 11 月 20 日確認）.

　この個人情報取扱事業者の規定に関しては，法律施行当初は 5,000 人という数字だけで判断したり，印刷した名簿の流通先の管理を一部ずつ行わなければならないという誤解から，同窓会や町内会など名簿作成中止を行うという過剰反応も起きた．しかし，現在では，「個人情報の取得・利用に際してのルール」が明示され，「取得する場合の利用目的の明示，継続的に利用する場合の体制づくり」の事前承諾による義務化が浸透しつつある．そして，やっと包括的な監督能力を持つ責任省庁が生まれたことになる．

【チェックポイント】
・自分の情報が勝手に売買されているとしたらどうすればよいだろう
・小学校の同級生から，今の職場の同僚の携帯電話の番号を聞かれた．私は 2 人とも携帯電話の番号を知っているが，どうやら，同僚はその同級生のことを知らないようだ．さて，どうすればよいだろう（p. 147 参照）*

❸―個人情報の保護

　最近でも企業の情報漏洩が話題になることがある．また，一度インターネット上に情報が流れてしまうと，いつまでも迷惑メールが来ることも知っているかもしれない．では，個人情報というのは，どのようなものだろう．また，個人情報の保護について，何が決められているのだろうか．

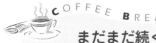

COFFEE BREAK
まだまだ続く違法業者

　著者の所属するある学会の名簿は名簿業者に流れるので困っています．いつも，「マンション買いませんか」というきわめてしつこい電話にさらされていました．個人情報保護法のおかげで，個人情報の入手先を聞いて（たいていは名簿業者が作成したもの），迷惑だからその名簿から削除して今後一切連絡するな，ということを告げるだけで，良心的な業者は電話をしてこなくなりました．

しかし，相変わらずセールスの電話はかかってきます．というより，法律違反だという認識がない勉強不足の業者も多いですし，入手先について嘘をいってごまかす人もいます．結局，一度情報が流れたら，その情報はずっと使われ続けてしまいます．迷惑メールが一度来ると永遠に続くのと同じなのです．

1. 個人情報とは

　個人情報というのは，何かの身分証明書のように思っているかもしれないが，個人情報保護法という法律で明示されている．さらに，「ガイドライン」の中でも解説がある（**図7-1**, COFFEE BREAK「医療機関での個人情報の取り扱い」参照）．

　つまり，「組み合わせて個人を識別できればそれは個人情報となる」ということが重要である．これを受けて多くの病院では，個人名をよばずに電光掲示板などによる受付番号で対処することが一般的になった．規模の小さなところはそうでもないが，それでも周りにどんな疾患で悩んでいるかがわからないような配慮が必要となっている．

2. 個人情報の適切な取り扱いとは

　医療機関では，個人情報を収集しないと治療ができない．場合によっては，非常

　「個人情報」とは，生存する個人に関する情報であって，当該情報に含まれる氏名，生年月日，その他の記述等により特定の個人を識別することができるもの（他の情報と容易に照合することができ，それにより特定の個人を識別することができることとなるものを含む）をいう．「個人に関する情報」は，氏名，性別，生年月日等個人を識別する情報に限らず，個人の身体，財産，職種，肩書き等の属性に関して，事実，判断，評価を表すすべての情報であり，評価情報，公刊物等によって公にされている情報や，映像，音声による情報も含まれ，暗号化されているか否かを問わない．

　また，たとえば診療録には，患者について客観的な検査をしたデータもあれば，それに対して医師が行った判断や評価も書かれている．これら全体が患者個人に関する情報に当たるものであるが，あわせて，当該診療録を作成した医師の側からみると，自分が行った判断や評価を書いているものであるので，医師個人に関する情報とも言うことができる．したがって，診療録等に記載されている情報の中には，患者と医師等双方の個人情報という二面性をもっている部分もあることに留意が必要である．

　なお，死者に関する情報が，同時に，遺族等の生存する個人に関する情報でもある場合には，当該生存する個人に関する情報となる．

　本ガイドラインは，医療・介護関係事業者が保有する医療・介護関係個人情報を対象とするものであり，診療録等の形態に整理されていない場合でも個人情報に該当する．

図7-1　個人情報のガイドラインによる解説

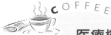
COFFEE BREAK

医療機関での個人情報の取り扱い

　就職するとその就職先の規模にかかわらず，医療機関での情報の取り扱いは厚生労働省が定めた「医療・介護関係事業者における個人情報の適切な取扱いのためのガイダンス」に従うことになります．

　（参照 URL https://www.mhlw.go.jp/content/001120905.pdf　2023年11月20日確認）．

　もっとも，医師や薬剤師や助産師は，業務上知り得た情報を漏らすこと（情報漏示）について，刑法134条の1で「6月以下の懲役又は10万円以下の罰金」と定められていて，在職中ばかりか退職後にも適用されます．さらに，保健師・看護師や歯科衛生士，歯科技工士も，それぞれ保健師助産師看護師法，歯科衛生士法，歯科技工士法で秘密を守ることが死ぬまで義務づけられています．

にプライベートなこともあれこれと聞き出すことも多い．しかし，それは信頼関係によって成り立つものである．ガイドラインの中にも，本人の同意・匿名化・利用目的の特定（限定）・保有情報の公開など，どうやれば適切な取り扱いができるかを示している．

　基本的には，メディカルスタッフとして常識的に対応すればよい．しかし，勤務時間外でも守秘義務が発生していることを忘れてはいけない．休憩中や時間外での噂話とか，ついやってしまいがちのことに不適切な対応が含まれることもある．

3. 個人情報保護条例とは

　国が定めた個人情報保護法に対し，地方公共団体が定めた「個人情報保護条例」もある．これは，その地方公共団体（たとえば県）がもっている個人情報に関する取り扱いを定めたものである．国の法に従うものになっているが，地方公共団体のほうが住民の直接の窓口になっているため，生活の中のさまざまな場面で情報を集めていることに対応するものである．

　特に，目的外利用について多くの条例で利用制限をしている．たとえば，水道料金（上下水道の使用料金）を滞納したという情報は，そのまま住民税の未納の可能性を検討するために課税の部署で使えない．最初から利用に同意すれば別だが，基本的には勝手に使わない（利用の制限）ということを明記して，自分たちの行動を縛っているのである．そのほかに，職員の責務として，情報漏洩を防ぐということ

COFFEE BREAK

個人情報とプライバシー

　個人情報保護法は個人を守るための法律ですが，実は，個人の情報を安全に管理する枠組みをつくれというだけです．したがって，法律の適用する相手は，国の組織や地方自治体や独立行政法人となり，地方自治体はさらに個人情報保護条例をつくって，域内の企業や法人などの個人情報の扱いを監視することになります．そして，結果として私たちを守ることになるのです．

　そもそも個人情報が問題になるのは，情報を取り込んで流通させてしまう，高度情報社会に対応するためです．たとえば，名前と誕生日のアンケート記入情報と，ニックネームと住所の懸賞応募情報と，ニックネームと携帯電話番号の無料ダウンロードサービスと，これまで断片的だった情報が蓄積・照合されてしまえば，特定の個人を識別で

きるからなのです．

　個人情報というのは，このように項目ごとに集められた断片です．しかし，断片を組み合わせて，さらに何千人もの個人を識別してしまえば金儲けに役立つ情報になってしまいます．

　一方，プライバシーというのは，一言でいえば「他人に知られたくない個人の情報」のことです．そのため，何かの行為がプライバシー侵害かどうかについては，刑法では明確に定められません．医師が情報漏示すれば刑法に触れますが，漏示しなくてもプライバシーの侵害として民法で損害賠償請求をされることもあります．その情報がプライバシーに当たるかどうかは裁判によって個別に認定されるのが現状なのです．

自分のもっている情報はほかの人にもあげられる？

　私たちの携帯電話の中にはたくさんの他人の情報が入っていることでしょう．では，その情報は他人に渡せるものでしょうか．5,000件もないし，それで商売しているわけではないし，勝手に処理しても大丈夫だと考えるかもしれません．けれども，問題は渡した相手がどのように使うかで，持ち主が同意しているかどうかにあります．職務上知りえた情報はもちろんだめですが，個人としてもっている情報でも，渡す場合にはその本人の同意が必要だと考えたほうがよいでしょう．p.144のチェックポイント*では職場の同僚の携帯電話の番号を教えろといわれたのなら，教えろと

いっている小学校の同級生の携帯番号を，「職場の同僚に教えておくから，用があれば本人から連絡があるだろう」と伝え，同僚には「必要なら連絡し，不要なら無視して」という処理をすればよいのです．実際，同じようなケースで処理を間違ってストーカー事件になったことがあるので注意しましょう．

　さらに，今一番危ないのは，顔写真です．デジタルカメラの顔認識どころか，顔写真を検索する技術も進化し，顔で個人を識別することも始まりました．他人の顔もうかつにアップできません．

も示されている．勤め先が公共機関の場合，公務員としての注意も必要になる．また，2016年1月より施行のマイナンバー制度について「マイナンバーとは，日本に住民票を有するすべての方（外国人の方も含まれます）が持つ12桁の番号です．（中略）マイナンバーは，社会保障，税，災害対策の3分野で，複数の機関に存在する個人の情報が同一人の情報であることを確認するために活用されます」と説明されており，すでに賃金の支払いなどすべてマイナンバーが必要になっている．さらに，今後は医療機関でも利用される予定で，個人情報をまとめて管理できる社会へ進んでいくことになる（参照URL　https://www.digital.go.jp/policies/mynumber/「マイナンバー（個人番号）制度」デジタル庁2023年11月20日確認）．

【チェックポイント】

　・1980年9月 OECD（経済協力開発機構）理事会採択の「プライバシー保護と個人データの国際流通についての勧告」の中に，OECD8原則とよばれ，世界各国や日本の個人情報保護法のもとになる考え方が示されている．調べてみよう．

❹─インターネットと情報倫理（情報モラル）

　現在，インターネットが気軽に使えるようになり，ますます問題になってきているのが，情報倫理の問題である．では，情報倫理とはどのようなことだろう．また，法律と倫理を私たちはどのように使い分けているのだろう．

1. 情報倫理（情報モラル）の問題点

情報倫理は「情報モラル」として，小学校・中学校・高等学校の新しい学習指導要領で強化される内容になっている．内容としては倫理を英語のモラル（moral）と読み替えているだけだが，道徳的な位置づけが強調されている．

その理由は，法とモラルの違いにある．法律（たとえば刑法）は社会の中で最低限守るべきものを示している．法に違反すれば，何らかの処罰の対象（罰金とか懲役とか）となる．一方で，社会生活を送るうえでのモラルは，違反したからといって罰則はない．モラルはその個人の中での行動の基準であり，小さい頃からの教育の積み重ねなのである．

2. 情報モラルは何を学ぶことなのか

たとえば，文部科学省は 2009 年 3 月 30 日に新学習指導要領に対応した「教育の情報化に関する手引」を発表したが，その中で，「情報モラルとは『情報社会で適正に活動するための基となる考え方や態度』のことであり（小学校及び中学校の学習指導要領解説総則編及び道徳編），その範囲は，『他者への影響を考え，人権，知的財産権など自他の権利を尊重し情報社会での行動に責任をもつこと』，『危険回避など情報を正しく安全に利用できること』，『コンピュータなどの情報機器の使用による健康とのかかわりを理解すること』など多岐にわたっている」と明記している．
「教育の情報化に関する手引き」について

（参照 URL　https://www.mext.go.jp/a_menu/shotou/zyouhou/1259413.htm，2023 年 11 月 20 日確認）「第 5 章 学校における情報モラル教育と家庭・地域との連携」

つまり，小学校の道徳的な内容と関連させて生活の中で位置づけており，以下の 5 つを段階的に導入することになっている．

①情報社会の倫理

②法の理解と遵守

③安全への知恵

④情報セキュリティ

⑤公共的なネットワーク社会の構築

このうち①②はこの章で説明した内容であり，③は特に青少年向けに安全対策として知恵の教育を行うことになる．③は禁止して安全に過ごさせるという意味ではなく，使いながら安全に過ごすという教育である（手を切ったりして危険なので包丁を使わせないのではなく，安全に包丁を使うことを学ばせ，万一の場合，危険をきちんと回避できるようにする）．④⑤は情報社会でどのように過ごすべきかを示していて，これも OECD の 2002 年 7 月理事会勧告に基づいている（「情報システム及びネットワークのセキュリティのためのガイドライン：セキュリティ文化の普及に向けて　新 OECD 情報セキュリティ・ガイドラインの概要」という解説も用

意されていたが，AI時代に対応する新たなガイドライン策定に着手しているところである）.

　　この情報セキュリティは利用者も身につけるべき能力だという.

3. 自分の身を守るために

　　現実の世界で，大通りを裸で歩くようなことをしないだろう．襲われたら，写真に撮られたら … 考えるだけでぞっとするし，当然誰もこんなことはしない.

　　しかし，セキュリティ対策をせずにインターネットにコンピュータをつないでいる人が多くいる．また，個人デバイスとして携帯電話と入れかわったスマートフォンは，コンピュータそのものである．年数千円のセキュリティ対策の費用を惜しんで，後で痛い目にあうことを予測しないのだろうか．現実の世界でもインターネットの世界でも悪いことをする人間は必ずいる．だから，もう少し想像力を働かせてインターネットの世界で安全に過ごす知恵が必要なのである．知っているだけでも，技術があるだけでもだめで，毎日の習慣にすることが必要なのである.

モラルの限界？―道路交通法改正と自転車―

　　2009年6月19日までに道路交通法が改正施行され，自転車は厳密に軽車両としての扱いを受けるようになりました．これからは，原則車道を通ることになり，標示のない3メートル未満の幅の歩道を通ることは例外となります（13歳未満，70歳以上，身体の不自由な方は例外です．さらに，ヘッドホン着用・携帯電話を操作しながら，などの違反が積み重なると刑法で罰せられる対象になります）．また，歩道を通る際は歩行者優先で車道側を徐行しなければなりません.

　　これまで，車道は危ないという理由から，自転車は歩道（歩道専用道を除く）も通ることができ，通る場合は運転者のモラルに任されていました（1978年の改正で歩道も走れるようになった）．しかし，暴走自転車による歩行者の事故が全国で多発し，夜間無灯火自転車で走行していた高校生が5,000万円の損害賠償を支払うという民事裁判の結果なども出ています．モラルでは対処できなくなったとき，法律の適用となります．2015年6月1日からは，自転車危険運転を3年以内に2回以上起こした場合，有料の講習が義務づけられることになりました.

C OFFEE *B* REAK

タダほど高いものはない

　スマートフォン（スマホ）はパソコンと同じだから，セキュリティソフトを入れないと危ない．このように授業で説明すると，無料のソフトをダウンロードして，それが偽物セキュリティソフトで感染し乗っ取られたりする学生が出てしまう．ソフトは無料だとなぜ思うのだろうか？

　また，「～～ the Movie」ソフトを使って，9万人から1000万人以上のアドレスデータを盗み出した犯人も，実は現在の法律では罰しきれない（逮捕されても不起訴になった）．その理由は，利用許諾説明でアドレスデータを外部に送付するということが書いてあり，ソフトのダウンロードの前に本人が了解していることになっていたからである．

　すでに皆が利用しているLINEでは，個人の持っている電話番号データと引き換えに便利な機能を提供している．メールアドレスなら変更可能だが，電話番号はあまり変えていないところに注目した個人へのアプローチである．

　さて，あなたは，利用許諾説明を読んでから，ダウンロードしているだろうか？

参 考 文 献

1）M. マクルーハン著：メディア論　人間の拡張の諸相. みすず書房，東京，1987.

付 CPI（WHO, 1982）

CPI は 2013 年より新しい口腔診査法に変更されたが（p.108），2013 年以前の調査などでは 6 分割法や代表歯法が用いられているため，以前の診査法を参考として掲載する．

検査には WHO 指定の歯周プローブ（CPI プローブ）を用いる．CPI プローブは繊細に操作し，操作圧は 20 g 以下とする．CPI プローブでは，歯周ポケットの深さ，歯肉縁下歯石，出血反応の有無をみる．

A．検査部位

口腔内を $\dfrac{7-4 \mid 3-3 \mid 4-7}{7-4 \mid 3-3 \mid 4-7}$ に 6 分割し，それぞれの区画を基本とする．

どの区画でも 1 歯のみの場合は，隣接分画に含める．要抜去歯（垂直性の動揺があり，患者に不快感をもたらすもの）は対象歯としない．第三大臼歯は対象外とするが，他の大臼歯の代わりに機能している場合は対象とする．

a．特定歯を対象とする場合

20 歳以上の場合：$\dfrac{7\,6 \mid 1 \mid 6\,7}{7\,6 \mid 1 \mid 6\,7}$　　20 歳未満の場合：$\dfrac{6 \mid 1 \mid 6}{6 \mid 1 \mid 6}$

臼歯部では 2 歯のうち高い点数をその部位の点数とする．

特定歯が欠損している場合は残りの歯を選択し，1 つの区画中で点数の高いものとする．ただし，第三大臼歯の遠心は除外される．

b．全歯を対象とする場合

最も高い点数をその部位の点数とする．

B．判定基準

コード	判定基準
0	歯周疾患の所見がみられない（検査中，検査後）
1	プロービングによる歯肉の出血がある
2	プロービング時に歯肉縁上または縁下の歯石を触知できる．ただしプローブの黒帯はすべて歯肉縁より出ている
3	歯周ポケットの深さが 4〜5 mm である（歯肉縁がプローブの黒帯の間にある）
4	歯周ポケットの深さが 6 mm 以上である（プローブの黒帯はポケット中に隠れてみえない）

＜治療必要度：CPITN の場合＞

CPI の判定結果を治療必要度のカテゴリーとして扱うこともある．

カテゴリー	評価内容
0	歯周治療の必要なし （すべての部位のコードが 0 である場合）
I	口腔保健指導による個人口腔衛生の改善 （1 部位でもコード 1 がある場合）
II	I ＋歯石除去 （1 部位でもコード 2 もしくはコード 3 があった場合）
III	II ＋総合処置

索引 *Index*

あ

アカウンタビリティ …………………9

い

イエーツの補正 …………………123
インターネットによる情報収集 …73
医師・歯科医師・薬剤師統計
　　　　　　　　　　　………14, 74
医中誌 Web …………………76
医療施設調査 …………………14, 74
意見に基づく医療 …………………10
意思決定 …………………6
一次資料 …………………138
一般統計 …………………13
引用の原則 …………………141
因果関係 …………………113
因果関係判定の基準 …………………20
陰性反応適中度 …………………33

う

ウェルチの t 検定 ……104, 105, 119
う窩 …………………38
う蝕 …………………37
う蝕経験 …………………37
う蝕診断（検出）基準 …………………37
う蝕増量歯面率 …………………44
上側確率 …………………123
後向き研究 …………………22

え

エックス線検査 …………………47
エナメル斑 …………………65
エビデンス …………………7, 9
エビデンスのレベル …………………10
絵グラフ …………………125, 136
円グラフ …………………124, 130
衛生行政報告例 …………………14
衛生統計学 …………………3
疫学 …………………3, 18
　　――のサイクル …………………24
　　――の定義 …………………18
　　――の病因論 …………………20
　　――の目的 …………………19

お

オーバージェット …………………62
オーラルディアドコキネシス …………70

オッズ …………………21
オッズ比 …………………21, 29
折れ線グラフ …………………124, 128
横断研究 …………………24, 26, 27
帯グラフ …………………125, 132

か

χ^2 検定 …………………102, 114
χ^2 分布表 …………………123
カットオフポイント …………………33
カットオフ値 …………………33
ガットマン尺度 …………………82
カラム …………………127
下限値 …………………95
介護サービス施設・事業所調査 …15
介入研究 …………………12, 24, 29
改訂水飲みテスト …………………69
開咬 …………………62
確率的事象 …………………7
脚気 …………………5
学校保健安全法 …………………41
患者対照研究 …………………26
患者調査 …………………13, 74
間隔尺度 …………90, 101, 103, 114
関連標本 …………………117
観察研究 …………………12, 24

き

キャリーオーバーエフェクト …………84
危険因子 …………………20
帰無仮説 …………………96, 115
記述疫学 …………………24
記述統計学 …………………4
寄与危険 …………………23, 29
幾何平均 …………………93
規定因子 …………………18
基幹統計 …………………13
基線 …………………126
期待度数 …………………101
機能喪失歯率 …………………44
偽陰性 …………………33
偽陰性率 …………………33
偽陽性 …………………33
偽陽性率 …………………33
業務上知りえた範囲 …………………143

く

区間推定 …………………95

空隙 …………………61
偶然 …………………12

け

系統抽出法 …………………86
系統的総説 …………………12
検定 …………………96, 97
原因追求 …………………5
現状把握 …………………4

こ

コード …………………53
コホート研究 …………………24, 28
コホート調査 …………………22
個人情報 …………………145
個人情報取扱事業者 …………………143
個人情報保護条例 …………………146
個人情報保護法 …………………144
口腔診査法 …………………37
公的統計 …………………13
交互運動能力検査 …………………70
交絡 …………………12
交絡因子 …………………109
効果判定 …………………5
厚生行政基礎調査 …………………16
国勢調査 …………………13, 75
国民医療費 …………………74
国民健康調査 …………………16
国民健康・栄養調査 …………………16, 74
国民生活基礎調査 …………………16, 74
国民生活実態調査 …………………16
国家統計調査 …………………13
根拠 …………………7
根拠に基づく医療 …………………7
根面う蝕 …………………37, 38, 39

さ

3『た』論法 …………………10
3パート・クエスチョン …………………11
最頻値 …………………91
散布図 …………………125, 133
算術平均 …………………92

し

ジョン・スノー …………………19
四分位数 …………………91, 92
四分位範囲 …………………91
至適フッ素濃度 …………………64

154

指数 ……………………………36
指数化 …………………………37
指定統計 ………………………13
指標 ……………………………36
歯科疾患実態調査 ………… 17, 74
歯冠部う蝕 ……………………38
歯垢染色剤 ……………………60
歯根膜 …………………………44
歯周炎 …………………………44
歯周疾患 ………………………44
歯周組織 ………………………44
歯槽骨 …………………………44
歯肉 ……………………………44
歯肉炎 …………………………44
歯列不正 ………………………60
篩分法 …………………………67
自己評価 ………………………12
自由度 …………… 97, 102, 103, 119
質問紙作成法 …………………78
質問票 …………………………68
社会医療診療行為別調査 ………15
取得する場合の利用目的の明示 144
受療行動調査 …………………14
住民基本台帳人口移動報告 ………75
重回帰分析 ……………………110
従属変数 ………………………128
縦断調査 ………………………22
宿主 - 環境関係 ………………20
出典明示 ………………………141
順位法 …………………………82
順序尺度 ………89, 91, 100, 102, 114
処置歯 …………………………39
小窩裂溝う蝕 …………………37
承認統計 ………………………13
上限値 …………………………95
情報 …………………………… 1, 2
　　——の収集 …………………12
　　——の適用 …………………12
　　——の批判的吟味 …………12
情報モラル …………………147, 148
情報リテラシー ………………138
情報開示 ………………………142
情報開示請求 …………………143
情報格差 ………………………141
情報公開 ………………………142
情報公開法 ……………………143
情報弱者 ………………………141
情報倫理 ………………………147

情報漏示 ………………………145
食中毒統計 ……………………16
信頼区間 ………………………95
真のアウトカム ………………11
真陰性 …………………………33
真実 ……………………………12
真陽性 …………………………33
診療ガイドライン ……………8
人口推計 ………………………75
人口動態調査 …………………74
人口動態統計 …………………13

す

スクリーニング ………………33
　　——の信頼性 ………………33
スチューデントの *t* 検定 ………119
ステレオタイプ語 ……………79
推計学 …………………………4
推定 ……………………………95
数量化 …………………………36

せ

セメント - エナメル境 ………38
セメント質 ……………………44
正の相関 ………………………125
正規分布 ………………… 90, 115
正中離開 ………………………61
生存する個人に関する情報 ……145
生態学的研究 ……………… 25, 26
生物統計学 ……………………3
生命表 …………………………74
説明責任 ………………………9
全数調査 ………………………85
全部診査法 ……………………45

そ

咀嚼能力 ………………………67
粗糙面 …………………………38
相加平均 ………………………92
相関 ……………………………93
相関関係 ………………………93
相関係数 ………………………93
　　——の検定 …………………107
相対危険 ……………………21, 29
喪失歯 …………………………39
層化抽出法 ……………………87
叢生 ……………………………61

た

ダブルバーレル質問 ……………79
多肢選択法 ……………………80
多重ロジスティック回帰分析 …111
多段抽出法 ……………………87
多変量解析 …………………109, 110
多要因原因説 …………………20
対応のある ……………………98
対応のある *t* 検定 ……………117
対応のない ……………………101
対応のない *t* 検定 ……………119
対策立案 ………………………5
対立仮説 ……………………96, 115
代表歯法 ………………………52
代表値 …………………………91
代理のアウトカム ……………11
第 1 四分位数 …………………92
第 1 種の誤り …………………96
第 2 種の誤り …………………96
第 3 四分位数 …………………92
高木兼寛 ………………………5
縦棒グラフ ……………………124
単位グラフ ……………………136
単純無作為抽出法 ……………86
断面調査 ………………………22

ち

チョーク様斑点 ………………38
地域フッ素症指数 ……………65
地域歯周疾患指数 ……………52
地域歯周疾患治療必要度指数 ……52
地域試験 …………………… 24, 30
地図図表 …………………125, 135
蓄積性疾患 ……………………37, 39
中央値 …………………………91
中央値検定 ……………………97
著作権法の例外 ………………141
調和平均 ………………………93

つ

積み上げ棒グラフ ……………124
追跡調査 ………………………22

て

データ …………………………1
データラベル …………………126
デジタルコピー ………………141

デジタルデバイド …………141
点推定 …………95
点数 …………53

と

トレードオフの関係 …………34
度数 …………121
度数分布表 …………124
等分散 …………119
等分散検定 …………119
等分散性 …………104
統計 …………1
統計へのスタンス …………3
統計学 …………3
統計資料の真実性 …………4
統計手法 …………3
統計法 …………13
統計報告調整法 …………13
特異度 …………33, 34
独立標本 …………117
独立変数 …………128
届出統計 …………13

な

軟化象牙質 …………38
軟性感 …………38

に

21世紀出生児縦断調査 …………15
21世紀成年者縦断調査 …………15
二肢選択法 …………80
二次研究 …………12
乳頭部 …………46

ね

粘性感 …………37

の

ノンパラメトリック検定 97, 98, 115

は

8020データバンク …………75
バイアス …………12, 29
パイグラフ …………124, 130
パイロットテスト …………84
パラメトリック検定 ……97, 98, 115
歯のフッ素症 …………64
歯の実質欠損 …………65

白斑 …………38
曝露 …………20
凡例 …………127

ひ

ピコ …………11
ヒストグラム …………90, 115, 124, 128
ビペホルム・スタディ …………30
比率尺度 …………90, 101, 103, 114
皮革様感 …………39
非復元抽出 …………88
標準誤差 …………119
標準偏差 …………92
標本 …………84
標本サイズ …………123
標本抽出法 …………85
標本（部分）調査 …………85
病院報告 …………14
病態生理学 …………6
敏感度 …………33, 34

ふ

フィールド調査 …………47
フードテスト …………70
フェイス・スケール …………83
フェイスシート …………79
フッ化物 …………64
プライバシー …………146
プライバシーの侵害 …………146
プラシーボ …………32
プラシーボ効果 …………32
プレスケール …………68
ブロードストリート事件 …………19
不正咬合 …………60
付着部 …………46
負の相関 …………125
部分診査法 …………45
復元抽出 …………88
複合棒グラフ …………124
複数回答法 …………80
分割表 …………102
分析疫学 …………25

へ

ペコ …………11
平均値 …………90, 91
辺縁部 …………46
変色面 …………38

ほ

ホーソン効果 …………32
保健衛生基礎調査 …………16
保健情報 …………1, 2
　　——の種類 …………6
保健統計 …………3
保健統計学 …………3
　　——の目標 …………4
母集団 …………84
棒グラフ …………124, 127

ま

前向き研究 …………22

み

未処置う蝕 …………37, 39
未処置歯 …………38
水飲みテスト …………68

む

無作為化比較試験 …………32
無作為抽出法 …………85
無相関 …………94

め

メッセージ …………1, 2
メラビアンの法則 …………4
名義尺度 ……89, 91, 99, 101, 114

も

モラル …………148
盲検化 …………32
目的外利用 …………146
森林太郎 …………5
問診 …………68
問題の定式化 …………11

や

野外試験 …………24, 29, 30
薬事工業生産動態統計調査 …………16

ゆ

有意水準 …………115
有害事象 …………7

よ

要素の構成比 …………124

陽性反応適中度 ······························33
横棒グラフ ··································124

ら

ランダム化比較試験 ·············12, 32
乱数表 ·······································86

り

リスクファクター ····························20
リッカート尺度 ····························81
両側確率 ··································119
臨床科学 ······································6
臨床試験 ·······························24, 31
臨床的う蝕 ··································38
臨床判断 ······································8

れ

レーダーチャート ····················125, 133

ろ

6分画法 ······························45, 51, 52

わ

ワーディング ································79

A

adverse event ·······························7
Angle の不正咬合 ··························63
Attached ··································46

B

biostatistics ·······························3
Bone score ································49

C

Calculus Index（CI）···················55
cavity ·······································38
CEJ ··38
CFI ··65
CI ··55
clinical caries ·······························38
Community Fluorosis Index ·····65
Community Periodontal Index ···52
CPI ··································52, 151
CPITN ······································52
CPI プローブ ································38

D

D ···39
d ···40
data ··1
datum ··1
Dean の分類法 ··························64
Debris Index（DI）···················55
Decayed ····································39
Decayed crown ························38
decayed deciduous teeth indicated
  for extraction ························40
decayed deciduous teeth indicated
  for filling ···························40
Decayed root ····························39
Decayed tooth ····················37, 38
def ··40
def 者率 ····································40
def 歯率 ····································40
dental fluorosis ························64
DI ··55
DMF ···39
dmf ··40
DMFS 指数 ································40
DMFT 指数 ································40
DMF 歯面率 ································40
DMF 者率 ··································40
DMF 歯率 ··································40
d 歯率 ······································41

E

e ···40
e-Stat ······································73
EBM ··7
EBM の実践 ·································9
EBM の手順 ·································11
Eichner 分類 ······························67
epidemiology ·······························3
Evidence-based medicine ···········7
e 歯率 ······································41

F

F ···39
f ···40
Filled ·······································39
filled deciduous teeth ···············40
Fisher の直接確率 ··············102, 121
F 検定 ····································119

f 歯率 ······································41

G

GB Count ··································49
GI ··47
Gingival Bone Count ···············49
Gingival score ··························49
GPI ··51
Guyatt ··8

I

ICDAS ······································42
ICDAS Ⅱ ·······························38, 42
Index teeth ··························45, 52
information ·······························1, 2

L

Löe and Silness の Gingival Index
  ··46

M

M ···39
Mann-Whitney の U 検定 ···97, 106
Mantel-Haenzel による χ^2 検定
  ··109
Marginal ··································46
Mild ···64
Missing ······································39
Moderate ··································64

N

negative borderline ···················65
Normal ·······································64

O

O' Leary の Gingival-Periodontal
  Index ·····································51
O' Leary の Plaque Control Record
  ··59
OBM ···10
OHI ··54
OHI-S ·······································54
Oral diadochokinesis ···············70
Oral Hygiene Index ···············54
Oral Hygiene Index-Simplified ···54

P

Papillary ··································46

partial mouth recording ·············45
Patient Hygiene Performance ····58
PCR ·····································59
PDI ·····································48
PECO ···································11
PHP ····································58
PI ·······································47
PICO ···································11
PII ·······························57, 58
PMA Index ··························46
positive borderline ················65
PubMed ·······························76

Q

Questionable ·························65
Quigley and Hein の Plaque Index
···57

R

Ramfjord の Periodontal Disease
　Index ······························48

Randomized Controlled Trial ·····12
RID Index ····························42
Russell の Periodontal Index ······47

S

Sackett ·································8
SD 法 ··································81
Severe ·································64
Sextants ··························45, 52
Silness and Löe の Plaque Index
···57
soft 感 ·································38
Spearman の順位相関 ··············108
statistics ·······························1
sticky 感 ·······························37
surrogate outcome ·················11
Systematic Review ··················12

T

Tooth Wear ···························65
total mouth recording ··············45

true outcome ·························11
t 検定 ·····························105, 114
t 値 ·····································119
t 分布表 ·······························120

V

VAS ····································80
Very Mild ·····························64
Visual Analog Scale ···············80

W

WHO 口腔診査法 ····················38
Wilcoxon の符号順位検定 ·········100

【著者略歴（執筆順）】

佐々木好幸（ささき よしゆき）

1985年	東京医科歯科大学歯学部卒業
1989年	東京医科歯科大学大学院歯学研究科修了
1997～1998年	文部省長期在外研究員メルボルン大学客員研究員
2000年	東京医科歯科大学歯学部附属病院歯科医療情報部副部長
2004年	東京医科歯科大学歯学部附属口腔保健教育研究センター助教授
2011年	東京医科歯科大学大学院総合研究科摂食機能保存学講座う蝕制御学分野准教授
2015年	東京医科歯科大学研究・産学連携推進機構准教授
2020年	東京医科歯科大学大学院歯学部臨床研究推進室担当准教授

杉原　直樹（すぎはら なおき）

1987年	東京歯科大学卒業
1992年	東京歯科大学大学院修了
1993年	東京歯科大学衛生学講座講師
2006～2007年	米国ミシガン大学に留学
2010年	東京歯科大学衛生学講座准教授
2014年	東京歯科大学衛生学講座教授

眞木　吉信（まき よしのぶ）

1978年	東京歯科大学卒業
1990年	東京歯科大学助教授
2002年	東京歯科大学教授
2019年	東京歯科大学名誉教授

三宅　達郎（みやけ たつろう）

1983年	大阪歯科大学卒業
1987年	大阪歯科大学大学院修了
1996年	大阪歯科大学講師
2007年	大阪歯科大学准教授
2008年	大阪歯科大学大学院准教授
2013年	京都市保健福祉局保健衛生推進室保健医療課歯科保健係長
2015年	梅花女子大学看護保健学部口腔保健学科教授
2015年	大阪歯科大学口腔衛生学講座主任教授

青山　旬（あおやま ひとし）

1983年	広島大学歯学部卒業
1987年	広島大学大学院歯学研究科修了
1991年	広島市衛生局中保健所，広島市衛生局環境保健部健康管理課
1994年	国立公衆衛生院疫学部主任研究官
1998年	厚生省統計情報部保健統計室兼任
2002年	国立保健医療科学院口腔保健部主任研究官
2005年	栃木県立衛生福祉大学校歯科技術学部長 栃木県保健福祉部健康増進課主幹（～ 2013年） 栃木県立衛生福祉大学校校長兼任
2020年	明海大学保健医療学部口腔保健学科非常勤講師

畑中　能子（はたなか よしこ）

1981年	大阪府立公衆衛生専門学校歯科衛生科卒業
1986年	大阪府立公衆衛生専門学校講師
2003年	関西女子短期大学助教授 薬学博士
2010年	関西女子短期大学教授

白鳥たかみ（しらとり たかみ）

1983年	東京歯科大学歯科衛生士専門学校卒業
1993年	東京歯科大学歯科衛生士専門学校教務主任
2017年	東京歯科大学短期大学講師（～ 2022年）

井上　裕光（いのうえ ひろみつ）

1992年	東京都立大学人文科学研究科博士課程修了（数理心理学）
1993年	千葉県立衛生短期大学一般教育統計学講師
1997年	千葉県立衛生短期大学助教授
2009年	千葉県立保健医療大学准教授 ISO/TC34/SC12 国内対策委員，（財）日本科学技術連盟官能評価セミナー組織委員長
2014年	千葉県立保健医療大学教授

【編者略歴】

眞木　吉信
　まき　よしのぶ

　1978年　東京歯科大学卒業
　1990年　東京歯科大学助教授
　2002年　東京歯科大学教授
　2019年　東京歯科大学名誉教授

白鳥たかみ
　しらとり

　1983年　東京歯科大学歯科衛生士専門学校卒業
　1993年　東京歯科大学歯科衛生士専門学校教務主任
　2017年　東京歯科大学短期大学講師（〜 2022年）

畠中　能子
　はたなか　よしこ

　1981年　大阪府立公衆衛生専門学校歯科衛生科卒業
　1986年　大阪府立公衆衛生専門学校講師
　2003年　関西女子短期大学助教授
　　　　　薬学博士
　2010年　関西女子短期大学教授

※本書は『最新歯科衛生士教本』の内容を引き継ぎ，必要な箇所の見直しを行ったものです．

歯科衛生学シリーズ
歯・口腔の健康と予防に関わる人間と社会の仕組み3
保健情報統計学　　　　　　　　ISBN 978-4-263-42624-1

2023年1月20日　第1版第1刷発行
2024年1月20日　第1版第2刷発行

監　修　一般社団法人
　　　　全国歯科衛生士
　　　　教育協議会

著　者　眞木吉信ほか

発行者　白石泰夫

発行所　医歯薬出版株式会社

〒113-8612　東京都文京区本駒込1-7-10
TEL.　(03)5395-7638(編集)・7630(販売)
FAX.　(03)5395-7639(編集)・7633(販売)
https://www.ishiyaku.co.jp/
郵便振替番号 00190-5-13816

印刷・永和印刷／製本・榎本製本

乱丁，落丁の際はお取り替えいたします

© Ishiyaku Publishers, Inc., 2023. Printed in Japan

本書の複製権・翻訳権・翻案権・上映権・譲渡権・貸与権・公衆送信権(送信可能化権を含む)・口述権は，医歯薬出版(株)が保有します．
本書を無断で複製する行為(コピー，スキャン，デジタルデータ化など)は，「私的使用のための複製」などの著作権法上の限られた例外を除き禁じられています．また私的使用に該当する場合であっても，請負業者等の第三者に依頼し上記の行為を行うことは違法となります．

JCOPY ＜出版者著作権管理機構 委託出版物＞
本書をコピーやスキャン等により複製される場合は，そのつど事前に出版者著作権管理機構(電話03-5244-5088, FAX 03-5244-5089, e-mail:info@jcopy.or.jp)の許諾を得てください．